햇빛을 쬐면 의사가 필요없다

일러두기

● 이 책에서 말하는 태양광선의 건강 효과는 개인차가 있을 수 있습니다.
   질병이나 알레르기가 있는 분은 반드시 의사와 상담한 뒤에 실행해주십시오.
● 본문에서 '햇빛'과 '태양광선'은 같은 의미로 사용했습니다.
● 이 책에 실린 모든 주는 옮긴이와 편집자가 붙였습니다.

TAIYOU WO ABIREBA ISHA HA IRANAI
By Mitsuaki Utsunomiya
All rights reserved.
Original Japanese edition published in 2010 by WANI BOOKS Co. Ltd., Tokyo.
Korean translation rights arranged with WANI BOOKS Co. Ltd., Tokyo
and Firforest Publishing Co. Korea through PLS Agency, Seoul.
Korean translation edition ⓒ 2013 by Firforest Publishing Co. Korea.

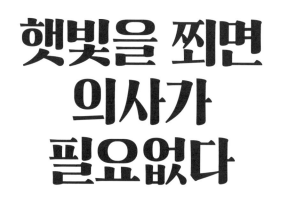

햇빛을 쬐면
의사가
필요없다

우쓰노미야 미쓰아키 지음 | 성백희 옮김

자외선의 유익을 반겨 맞이하자

원자력발전은 발전 이후 생긴 핵분열 부산물의 처리가 쉽지 않아 후대에까지 그 피해가 전가될 수 있는 반면, 태양은 자연이 우리에게 주는 천혜의 에너지 보고(寶庫)다. 최근 우리나라의 도심에서도 햇빛 발전소가 늘어나고 원자력발전소 줄이기 운동이 벌어진다니 참으로 반가운 일이다.

햇빛을 통해 생명체가 생명을 유지하는 이치를 살펴보면 참으로 경이롭다. 식물은 햇빛을 통해 광합성을 함으로써 에너지를 얻고, 초식동물은 그 식물을 섭취함으로써 활동에 필요한 에너지를 얻으니 태양에너지로 지구상의 생명체가 살아간다고 해도 과언이 아니다.

햇빛은 인체의 기능을 정상으로 유지하는 데도 반드시 필요하다. 자외선은 피부로 침투해 비타민D를 합성하는데, 자외선을 쬐어 생성된 비타민D는 간과 신장에서 대사되어 활성형 비타민D로 변환된다. 활성형 비타민D는 장에서 칼슘과 인의 흡수를 촉진하고, 혈장 내 칼슘 농도를 조절하며, 뼈 조직에 인산칼슘을 침착시킨다. 즉 칼슘 대사와 관련해서 비타민D가 없어서는 안 된다.

칼슘이라고 하면 모두 잘 알다시피 뼈를 튼튼하게 하는 역할을 한다. 그렇기에 햇빛을 제대로 쬐지 못하면 비타민D가 부족해져 뼈가 약해진다. 이 외에도 햇빛은 인체에서 일어나는 여러 현상들을 정상화하고, 우울증을 예방하는 등 신체뿐만 아니라 마음까지 건강하게 만든다.

햇빛의 이러한 유익에도 불구하고 사람들은 지나치게 자외선을 경계하고 있다. 물론 자외선의 증가로 피부화상, 피부암이 증가할 것이라는 우려는 있다. 하지만 자외선이 가져다주는 유익한 측면은 숨긴 채 강한 자외선에 장기간 노출되었을 때 발생할 수 있는 위험만을 매스컴에서 지나치게 보도하고 있어 자외선에 대한 두려움이 가중되고 있는 것 같다.

나는 이른 아침에 동네 공원을 돌며 조깅을 하는데 자외선이 강하지 않은 시간인데도 선캡을 쓰고 자외선 차단 마스크를 한 채 조깅하는 분을 가끔 만난다. 얼굴을 다 가리는 통에 누구인지 알아볼 수도 없다. '꼭 저렇게까지 해야 하나'라는 생각이 든다. 물론 오존층이 파괴되면서 호주 일부 지역에선 백인들의 피부암 발생률이 증가했다는 연구보고가 있었지만 한국·일본 등지에서 피부암이 증가했다는 보고는 아직 없다.

그런 점에서 본서의 출간이 참으로 반갑다. 과학적인 연구 결과에 근거하여 햇빛이 가져다주는 유익함과 햇빛을 차단했을 때의 위험을 균형 있게 알려줄 책이 필요했는데, 부족함 없이 잘 설명되어 있다. 이 책을 통해 많은 독자들이 햇빛의 소중함을 깨닫고, 자외선이 우리에게 얼마나 많은 이득을 주는지를 알면 좋겠다.

의화학(醫化學)의 시조인 스위스 의학자 파라셀수스는 "독성이 없는 약물은 존재하지 않는다. 모든 약은 곧 독이다"라고 설파했다. 몸에 좋은 약이라도 용량을 초과하거나 부적절하게 사용하면 독이 된다는 뜻이다. 실제로 약을 잘못 복용해 몸이 상하는 일은 다반사로 일어난다. 그 어떤 물질도 지나치면 몸에 유해한 영향을 준다. 햇빛도 마찬가지다. 문제는 노출량인데, 햇빛을 적절히 쐬면 우리 몸은 더욱 건강해지니 일부러 햇빛 차단에 애쓰지 않으면 좋겠다.

성층권 오존량과 구름은 지면에 도달하는 자외선 강도에 큰 영향을 미친다. 그렇기 때문에 기상청은 일기의 변화와 성층권 오존량의 변화를 고려하여 자외선지수(Ultraviolet Index) 예측 모델을 개발, 이를 이용하여 햇빛에 과다 노출됐을 때 예상되는 위험을 예보하고 야외활동 시 우리가 어느 정도로 주의해야 하는지를 제시하고 있다. 자외선지수는 0에서 9까지 10등급으로 구분하는데, 0은 과다노출 때의 위험이 매우 낮음을 나타내고, 9 이상은 과다노출 때 매우 위험하다는 것을 의미한다.

자외선지수는 '매우 낮음(0.0~2.9) − 낮음(3.0~4.9) − 보통(5.0~6.9) − 강함(7.0~8.9) − 매우 s강함(9.0 이상)' 등 5단계로 분류된다. 자외선지수가 '매우 강함(9.0 이상)'으로 예보된 날은 햇빛에 20분 이상, 자외선지수가 '강함(7.0~8.9)'일 때는 30분 이상 각각 노출될 경우 피부에 홍반(피부가 손상돼 붉게 변하는 것)이 생길 우려가 높으므로 가급적 바깥 활동을 삼가는 것이 바람직하다. 그러나 국내에선 여름철 일부 시기를 제외하곤 실외 활동을 자제할 정도로 자외선지수가 높은 날은 그리 많지 않다.

이러한 기상청의 정보를 참고해서 지혜롭게 일광욕을 한다면 햇빛은 인간의 건강을 지켜줄 유익한 기능을 다할 것이다. 모쪼록 이 책이 자연이 가져다주는 건강의 유익을 마음껏 누리는 계기가 되길 바란다.

보건학박사, 인하대 의대 교수, 환경정의 다음지킴이공동본부장 임종한

햇빛의 치유 효과를 제대로 알고 활용하자

2010년 여름은 사상 유례가 드물 정도로 무더웠다[1]. 열중증[2]으로 쓰러지는 사람들이 끊이지 않았고, 불행히도 유명을 달리한 사람까지 나왔다. 그렇다 보니 '직사광선을 쬐는 것은 나쁘다', '뜨거운 태양열을 피해 쾌적한 실내에서 지내자'라는 경향이 갈수록 심해지고 있다. 게다가 최근 10여 년 사이에 '햇빛, 그중 자외선은 피부암의 주범이다', '자외선을 차단해야 건강에 좋다'는 잘못된 정보가 급속도로 확산되어 지금은 아예 일반상식으로 받아들여지고 있다.

나는 이 같은 '잘못된 정보'가 확산되는 것에 분노를 느꼈다. 하지만 나 혼자서 "그게 아냐!"라며 목청을 높인들 사회적 추세가 쉽게 바뀔

---

1 기상 관측 결과, 2010년은 1880년 이래 가장 더웠던 해로 기록되어 있으며, 같은 해 7월 14일은 지구의 평균기온이 역사상 최고점을 찍은 날이다. 지구온난화로 인한 이상기온 현상으로 분석되었다.

2 열사병·열경련 등 열이 체내에 쌓여 일어나는 장해의 총칭. 특히 습도가 높을 때 일어나기 쉽다.

까 싶어서 방관만 하고 있었다. 신문과 잡지, TV가 입을 모아 "자외선은 몸에 나쁘다"라고 주장하는 상황이니 나 같은 사람이 혼자서 설쳐 봤자 큰 흐름을 되돌릴 수 없다고 생각했던 것이다.

하지만 어느 날 사람들의 자외선 기피 현상에 대한 뉴스를 보면서 '이대로 내버려둬서는 햇빛, 특히 자외선에 대한 오해를 영영 바로잡을 수 없겠구나'라는 생각이 들어 이 책을 쓰기로 결심했다.

그 뉴스는, 일본의 일부 보육원과 유치원에서 아이들을 자외선으로부터 완전히 차단하는 방침을 도입했다는 내용이었다. 그 방침이란 등교해서 하교하기 전까지 아이들을 건물에서 한 발자국도 내보내지 않는 것이었다. 학부모들의 "아이들이 자외선에 노출되지 않게 해달라"는 건의를 받아들여 세운 방침 같았다. 어떤 학부모는 인터뷰를 하면서 "그렇게만 해준다면 안심하고 아이를 맡길 수 있겠다"고까지 말했다. 나는 정말 놀랐다. 한창 자랄 때의 아이들을 산책도 운동도

시키지 않고 줄곧 실내에만 가둬두다니, 예전이라면 생각도 못 할 일이다.

체육관 같은 실내에서 운동이나 놀이를 시킬 수 있다지만 아이들의 성장을 생각한다면 올바른 방법이 아니다. 햇빛을 듬뿍 받으면서 운동을 해야 뼈가 튼튼해지고 근육이 단련된다. 분명 아이들의 몸은 햇빛을 원할 텐데 그것을 차단하겠다니 믿어지지가 않았다.

1980년대 이전에 태어나서 자란 사람들이라면 누구나 어둑어둑해질 무렵까지 공원이나 빈터에서 놀았던 경험이 있을 것이다. 햇빛에 검게 그을린 얼굴은 건강의 지표였고, 어른들도 그런 아이들을 나무라지 않았다. 왜냐하면 자신들도 '햇빛을 쬐면 몸에 좋다'라는 사실을 경험을 통해 익히 알고 있었기 때문이다. 의학적인 배경지식은 없었지만, 그렇게 해서 건강하게 성장했으니 당연히 아이들에게 자신들의 경험을 계승시켰던 것이다.

그러나 80년대 이후에 태어난 젊은이들은 '자외선은 몸에 나쁘다'라는 말을 들으며 자랐다. 자외선을 차단하는 시스템을 도입했다고 선전하는 보육원이나 유치원을 다닌 이들도 있다. 그렇게 자라난 이들이 부모가 되면 어떤 식으로 자녀를 키울까? 활동 공간을 실내로 한정하지는 않을지 상상만 해도 아찔하다.

그런 사회가 되기 전에 '자외선 차단의 폐해'를 확실하게 짚어두어야겠다는 생각에 나는 펜을 들었다.

독자들은 물을 것이다.

"왜 햇빛을 쬐어야 건강해진다고 생각하나요?"
"햇빛을 쬐지 않으면 어떤 일이 생기기에 이렇게 책까지 쓰는 겁니까?"
"자외선에 치유 효과가 있다는 건 근거가 있는 얘기인가요?"

이 책에서는 이런 의문들을 하나하나 풀어가고 있다. 햇빛, 특히 자외선에 대한 오해를 바로잡고, 햇빛의 치유 효과를 이해하고 활용할 수 있는 올바른 정보로 가득 채웠다. 뿐만 아니라 인간의 건강을 위협하는 '현대병(대사증후군·우울증·꽃가루알레르기 등 현대인들에게 많이 나타나는 질병들을 통칭)'의 실체와 자외선이 현대병과 어떤 연관성이 있는지도 밝혔다.

자외선을 쬐는 것이 해롭다고 믿는 사람들은 물론, 햇빛이 몸에 좋다고는 알고 있지만 어떤 원리로 좋은지 잘 모르는 사람들까지 이 책을 통해 '태양의 은혜'를 실감하길 바란다.

차 례

PART 1 자외선은 위험하지 않다!

PART 5 일광욕으로 심신이 강해진다

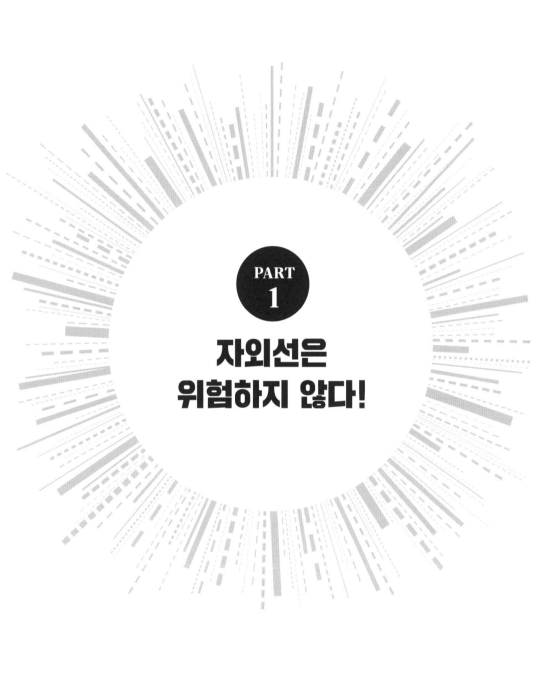

PART 1

자외선은
위험하지 않다!

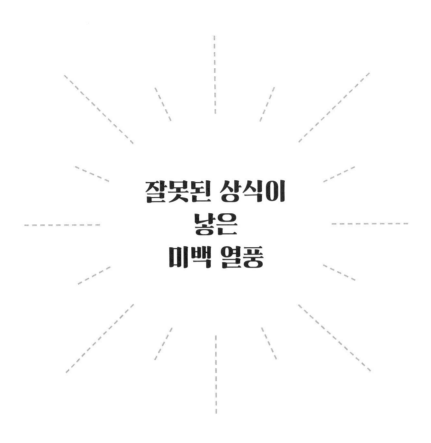

잘못된 상식이
낳은
미백 열풍

최근 10년에서 15년 사이일까? 어느새 국내 전역에 '미백 붐'이 정착되었다.

아름다워지고 싶은 여성의 마음은 충분히 이해하고, 예부터 백옥 같은 피부를 미인의 기준으로 삼고 '하얀 피부는 7가지 결점을 덮는다'라는 말이 있을 정도로 사람들의 흰 피부에 대한 동경이 강했던 것도 인정한다. 그러나 미백을 위해 햇빛을 피하는 행위는 납득이 가지 않는다. 새하얀 피부를 지킨답시고 저 고마운 '태양의 은혜'를 저버리는 게 과연 잘하는 일일까?

'공짜로 내리쬐는 햇빛을 쬐지 않다니, 너무 아깝다'는 차원의 이야기가 아니다. 건강 차원에서, 선글라스나 선캡 등으로 완벽히 햇빛을 방어한 채 거리를 걷는 여성들이야말로 가장 일광욕이 필요한 사람들이기 때문이다.

이제부터 자세히 설명하겠지만, 우선 경고부터 하겠다. 피부가 새까맣게 탈까 두렵다는 이유로 햇빛을 피하다 보면 머지않아 자리보전하는 신세가 될지도 모른다!

나의 말이 크게 와닿지 않는 독자가 많으리라 생각한다. 특히 여성들은 '피부를 검게 그을리는 것은 주름과 기미가 생기는 요인이며, 미백이야말로 아름답게 나이를 먹는 최선의 방법'이라고 생각하고 있으니 오히려 내 주장이 가당찮아 보일지도 모르겠다. 하지만 냉정하게 생각해보자.

미백 붐이 정착된 지 길어야 15년 정도밖에 되지 않았다. 이렇게 역사가 짧은데도 미백이 아름다워지는 비법이며 절대적인 미용의 상식이라고 말할 수 있는가? '햇빛을 쬐면 몸에 좋다'는 사실이야말로 수천 년 동안 이어온 '상식'이고, 실제로 인류는 '태양의 은혜'를 받아 건강한 삶을 이어올 수 있었다.

'햇빛에 그을리면 멜라닌형성세포(melanocyte)의 DNA가 손상되면서 검버섯이 피고, 더 심해지면 피부암으로 발전한다.'

아마도 이것이 미백을 부추긴 현재의 '상식'이라 불리는 것일 테다.

피부암에 걸릴까 봐 두려워서 다들 햇빛에 타지 않도록 필사적으로 관리하고 미백을 사수하는데, 실제로 햇빛을 많이 쬐어서 피부암에 걸려 죽은 사람을 본 적이 있는가? 그런 사례를 국내에서는 보지 못했다.

인공조명은
햇빛을
대신하지 못한다

매년 여름에서 가을에 걸쳐 '물 부족'과 관련된 뉴스가 흘러나온다. 물이 없으면 인간뿐만 아니라 지구상의 모든 생물이 생존하지 못한다는 것은 누구나 안다. 그런 만큼 물 부족과 관련된 화제는 커다란 주목을 끌고, 급수 제한 등의 조치가 취해져도 사람들은 당연히 받아들이고 협력한다.

공기는 부족하지는 않지만 문명사회가 배출하는 매연이나 배기가스의 영향으로 갈수록 오염되고 있는 것이 사실이다. 살아가는 데 필요한 요소인 만큼 오염된 상태로 내버려둬도 괜찮을 리 없으나, 그렇다고 일단 생겨난 문명사회의 시스템을 멈출 수도 없다. 그래서 자구책으로 나온 방법이 공기청정기이다. 그보다 앞서 수돗물을 여과하는 정수기도 널리 보급되었다. 이런 식으로 물과 산소를 이상적인 형태로 섭취하려고 인간은 노력해왔다.

그렇다면 햇빛은 어떨까? 유사 이래로 인간이 '햇빛 부족'으로 고민했던 적은 없다. 공기처럼 오염은 되지 않았지만 오존층의 파괴로 자외선이 강해지고 말았다. 그 사실에 과도하게 반응해서 사람들은 햇빛을 쬐지 않으려고 기를 쓰고 있다. 즉 공급량 자체는 전혀 줄지 않았는데도 인간 쪽에서 멋대로 피해 다니며 '햇빛 부족' 상황을 만들어내고 있다.

살아가는 데 꼭 필요한 것을 피하며 사는 게 몸에 좋을 리 없다. 햇빛이 밝기만을 추구한다면 인공조명이란 대용품이 있으니 별다른 위기감을 느끼지 못할지도 모른다. 그러나 실내의 형광등이나 거리를 장식한 네온사인이 절대 재현할 수 없는 건강 효과가 햇빛에는 엄연히 존재한다. 아마 그 부분에 대한 이해가 부족해서 '24시간 실내가 밝으니 굳이 햇빛을 안 쬐도 된다'라는 위험한 생각이 퍼지지 않았을까 싶다. 이 책을 끝까지 읽고 나면 그것이 얼마나 무서운 생각인지 잘 알게 될 것이다.

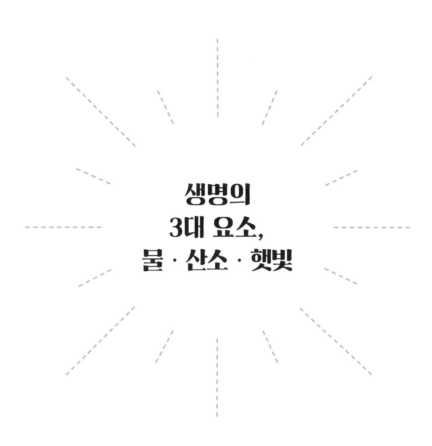

생명의
3대 요소,
물 · 산소 · 햇빛

자외선에 대한 오해를 풀기 전에 먼저 태양의 중요성부터 설명하겠다.

전 세계의 많은 이들이 태양의 고마움을 그다지 실감하지 못하고 있다. 이 같은 경향은 일조 시간이 풍부한 나라일수록 강하다. 그 대표가 일본과 한국이다.

우리나라에는 자원이 없다고들 말한다. 분명 석유 등은 수입에 의존할 수밖에 없는 '가지지 못한 나라'가 맞다. 하지만 생물이 살아가는 데 필요한 요소는 모두 최고 수준으로 갖추고 있다.

물, 산소, 햇빛. 이 생명의 3대 요소를 고르게 갖춘 나라는 전 세계에 그렇게 많지 않다. 예를 들어, 석유가 많이 채굴되는 나라들 중에는 강우량이 너무 적어서 광대한 사막이 펼쳐져 있는 곳이 많다. 생물이 살아가는 데 무척이나 가혹한 환경이다. 일조 시간이 극단적으로 짧은 북극권에서는 여성의 생리가 멎거나 남성의 성욕이 감퇴하는 일도 나타난다. 사계절이 뚜렷한 나라에서는 상상도 할 수 없는 현상인데, 극단적으로 태양을 보지 못하는 생활이 이어지면 이런 곤란한 일도 생긴다.

그렇다면 우리가 사는 이 나라는 어떤가? 계절마다 햇살의 강도가 다르긴 하지만, 1년 내내 부드러운 햇빛이 내리쬔다. 비도 적당히 내리고 숲도 풍부해서 생물이 살아가는 데 좋은 조건을 훌륭하게 갖추고 있다. 2차 대전 후에 경제대국으로 가는 길을 선택한 까닭에 현재는 식량의 자급률이 떨어졌지만, 원래는 식량이나 식물을 재배하는 데 적합한 풍토라서 당장이라도 콘크리트와 아스팔트를 걷어내고 농지로 되돌린다면 무척이나 풍요로운 생활을 누릴 수 있다.

이런 은혜로운 환경에서 살기에 오히려 우리는 태양의 고마움을 완전히 잊어버렸고, 종국에는 햇빛(특히 자외선)을 '피부의 적' 운운하며 악당 취급을 하는 지경에까지 이르렀다.

정말로 건강이나 목숨보다 피부 상태가 더 중요하다고 생각하는가?

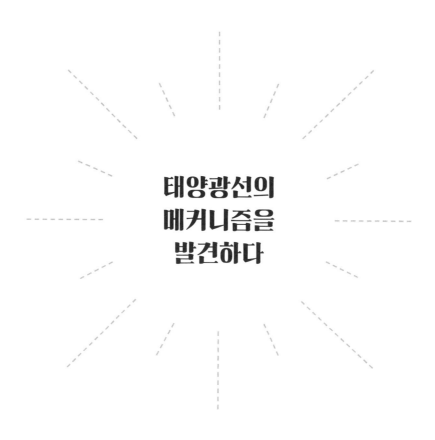

태양광선의 메커니즘을 발견하다

    지금으로부터 46억 년 전에 탄생한 태양은 줄곧 지구를 향해 광선을 보내 수많은 동물과 식물을 탄생시키고 나아가 성장, 진화시켰다. 태양광선, 다시 말해 햇빛은 단순히 세상을 밝히기만 하는 존재가 아니다. 파장이 다른 약 10만 종의 빛을 포함하고 있으며, 이들은 각각 서로 다른 역할을 하고 있다.

    참고로 우리가 눈으로 인식하는 햇빛은 '가시광선'이라 불리는 부분이고, 그 밖의 자외선이나 적외선은 눈에 보이지 않는 '비가시광선'이다. 가시광선은 파장이 짧은 순으로 보라색, 남색, 파란색, 초록색, 노란색, 주황색, 빨간색의 7가지 색으로 나뉘는데, 인간의 눈에는 하얗게 보이지만 프리즘 등을 사용해 분리하면 흔히 말하는 '무지개의 7가지 색'이 출현한다. 이 색 띠를 '스펙트럼'이라고 부른다. 스펙트럼을 발견한 사람은 뉴턴이다. 생물은 가시광선 덕분에 낮과 밤을 구별할 수 있고, 교감신경과 부교감신경의 교체가 가능하다.

가시광선의 7가지 색은 모두 의미가 있다. 어두운 곳에서 사는 생물은 빛을 흡수할 필요가 없어서 모두 반사하기 때문에 하얗게 보인다. 반면에 해조류 등은 지상보다도 빛이 부족한 조건에서 광합성을 하기 때문에 빛을 흡수하기 쉬운 검은색을 띤다고 한다. 인간의 경우, 눈으로 들어온 가시광선이 뇌의 중심인 시상하부에 도달해서 자율신경에 직접 작용함으로써 자율신경을 안정시킨다.

초기에는 이 정도가 태양광선의 전부라고 생각했었다. 하지만 빨간색의 바깥쪽에서 온도가 올라가는 현상을 연구하다가 비가시광선을 발견, 그 위치 때문에 '적외선'이란 이름을 붙였다. 또 보라색 바깥쪽에서 확인된 비가시광선을 '자외선'이라 부르게 되었다. 그저 밝기만 제공하는 것이 아니라 비가시광선으로 온갖 작용을 하는 태양광선의 메커니즘이 밝혀진 것이다.

∷ 태양광선(햇빛)의 구조

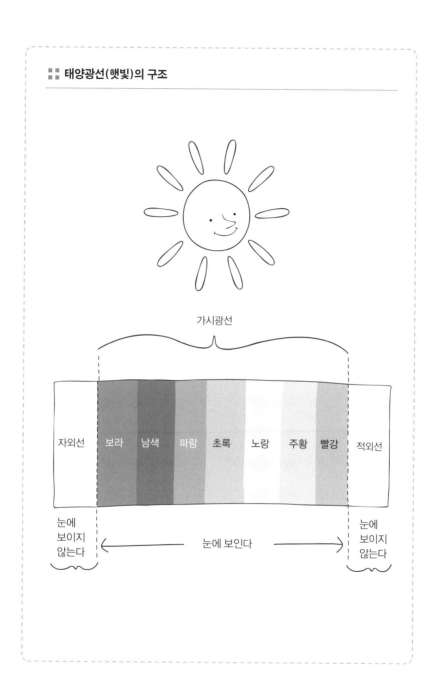

가시광선

자외선	보라	남색	파랑	초록	노랑	주황	빨강	적외선

눈에
보이지
않는다

눈에 보인다

눈에
보이지
않는다

적외선이 없으면
지구도 인체도
얼어붙는다

햇빛을 쬐면 몸이 따뜻해지는데, 이것이 적외선의 효능이다.

자외선은 피부에서 흡수되어 체내에서 비타민D를 생성하는 등 화학작용을 일으킨다. 한편 적외선은 인간의 몸 깊숙한 곳까지 침투해 열을 발생시킴으로써 몸을 덥히는 등 물리작용을 일으킨다. 이때 인체에서는 원적외선이 방출되어 체온을 조절한다.

참고로 적외선은 투과력이 강해서 인체의 경우 최고 15cm 깊이까지 도달한 뒤에 열에너지로 바뀌는데, 두개골까지 통과할 정도로 높은 투과력을 자랑한다. 또 짙은 색(검은색)에 흡수가 잘된다는 특징도 있다.

인간의 혈액은 기본적으로 붉지만, 정맥 특히 전신에 퍼진 모세혈관에서는 흑적색을 띤다. 그 이유는, 혈액 속으로 직접 적외선을 받아들여서 열에너지로 변환시키기 위해 인체가 진화했기 때문이다. 과학적으로 적외선의 작용이나 그 존재조차 판명되지 않았던 때부터 인간의 몸은 이미 그 효능을 파악해서 최대한 이용해왔던 것이다.

인체를 덥히는 일은 매우 중요하다. 전신이 따뜻해지면 혈관이 확장되고 혈류도 좋아지는 덕에 자외선을 받아 생성된 비타민D 등이 효과적으로 순환한다. 최근 젊은이들을 중심으로 저체온이 문제가 되고 있는데, 햇빛을 쬐지 않는 생활습관과 관계가 있어 보인다.

그저 단순히 체온이 떨어지니까 몸에 나쁘다는 말이 아니다. 체온이 낮으면 모처럼 생성된 물질이 효과적으로 이용되지 못한다는 폐해가 생긴다. 햇빛을 쬐지 않으면 비타민D도 생성되지 않을 테니, 이유가 어찌됐든 햇빛을 쬐지 않는 생활은 인간에게 부정적인 측면이 많다.

저체온으로 고민하는 사람이라면 반드시 낮에 외출할 기회를 늘리기 바란다. 분명 태양이 그 고민을 해결해줄 것이다.

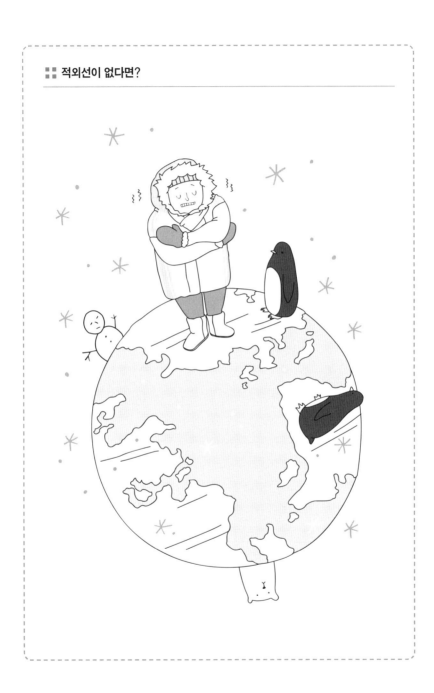

적외선이 사라지면
지구는 얼어붙는다

적외선은 내리쬘 때 뭔가에 부딪히면 반사되면서 열에너지를 발생시킨다. 만약 적외선이 지표까지 도달하지 못한다면 지구는 통째로 얼어붙을 것이다.

적외선의 작용을 가장 집약적으로 활용한 경우가 비닐하우스다. 적외선은 투과율이 높기 때문에 비닐을 통과해 하우스 안까지 들어간다. 그리고 지면에 반사되면서 열에너지를 발생시키는데, 주변이 비닐로 둘러싸여 있기 때문에 이른바 온실 효과로 하우스 안의 온도가 올라간다. 이런 원리로 하우스에서 자라는 식물은 일찌감치 포도당을 만들어 본래의 수확기보다 더 빨리 성장하게 된다.

적외선 중에서는 '원적외선'이 제일 유명하다. 햇빛에는 '근적외선'이 가장 많고 원적외선의 양은 적다. 다만 몸 가장 깊숙한 곳까지 들어가서 덥히는 힘이 강하다는 특성 때문에 인간이 인공적으로 원적외선을 만들어내서 난방기구 등에 사용하고 있다(살균 작용이 강한 자외선인 UVC도 지표까지 도달하지 않지만, 역시 인공적으로 만들어져 이용되고 있다).

지금은 자외선의 위험성만 강조되어 햇빛이 기피 대상이 되었지만, 그것이 없으면 인간도 지구도 살아남지 못하는 것은 기정사실이다.

자외선의 공과(功過) 중에서 '과' 부분만 특히 더 나쁘게 말하고 싶다면 '공'의 부분도 확실하게 전달해야 하며, 함께 내리쬐는 적외선의 효능에 관해서도 고려한 다음에 종합적으로 평가해야 할 것이다.

자외선이
피부암의 원인이라는
증거는 없다

　어렸을 때를 떠올려보자. 여름방학을 어떤 식으로 보냈는가? 여학
생이든 남학생이든 매일같이 강이나 바다, 산으로 놀러 다녀서 개학
할 즈음에 피부는 까무잡잡해져 있었다. 시원한 오전에는 방학숙제를
하고 오후에는 놀러 나가는 것이 방학 중 일과였던 아이들도 많았다.
학교에서도 밖에서 뛰어노는 것을 장려해서 개학 후에 피부를 가장
잘 태운 학생에게 상을 주는 초등학교까지 있었다. 즉 지금과는 정반
대로 햇빛을 쬐는 생활이 당시에는 당연한 일상이었다.

그렇게 생활을 하면서 뭔가 불편한 점이라도 있었던가? 아마 없었을 것이다. 불편하거나 좋지 않은 구석이 있었다면 학교나 부모들이 그런 생활을 권했을 리가 없다.

한창 자랄 나이의 아이들만 그랬을까? 아니다. 어머니들이나 할머니들도 당시에는 지금처럼 햇빛을 두려워하지 않았다. 나이 들면 주름과 검버섯이야 생기기 마련이라고 당연하게 받아들이며 살았다.

그에 비해 현대인(특히 여성)은 지나치게 햇빛을 두려워하고 있다. 앞에서도 말했지만, 상황이 이렇게 된 데는 '햇빛에 타면 피부암에 걸리기 쉽다'는 잘못된 상식이 널리 유포된 데에 최대의 원인이 있을 것이다. '암'이란 단어에는 그만큼 무겁고도 두려운 울림이 있기 때문이다.

적도 부근의 나라에도
피부암 환자는 많지 않다

냉정하게 생각해보자.

햇빛을 많이 쬐어 다량의 자외선이 피부에 흡수되면 그 영향으로 피부암에 걸릴 가능성이 높다는데, 정말 그렇다면 오키나와[3]에 사는 사람들은 다른 지방에 사는 사람들보다 피부암 발병률이 높아야 사리에 맞는다. 하지만 오키나와 사람들의 피부암 발병률이 높다는 데이터는 어디에도 없다.

또 야구 선수나 골프 선수들은 우승을 목표로 매일같이 뙤약볕 아래에서 몇 시간씩 맹훈련을 한다. 정말로 자외선이 피부암을 유발하는 위험성이 있다면 즉각 야구 시합을 중지시켜야 하고, 어린 나이에 세계무대에서 활약하는 프로골퍼들에게도 경고해야 한다. 하지만 프로야구 선수나 프로골퍼 중에서 피부암 환자가 속출한다는 이야기는 아직까지 들어본 적이 없다.

일부 학자들은 '오키나와 주민 중에는 전암상태[4]인 광선각화증(Actinic keratosis)[5] 환자가 많다'라고 주장하는데, 실제로 광선각화증에서 암이 발병한 경우는 매우 드물다. 오히려 광선각화증은 암으로의 진행을 막는 생체의 적응 현상으로 봐야 한다.

세계적인 차원에서 봐도 '적도 부근의 나라에 암환자가 많다'는 등의 데이터는 찾을 수 없다. 이렇듯 역사적으로나 지리적으로 '자외선을 쬐면 피부암에 걸린다'라는 주장은 증명되지 않았다.

---

3 일본 유일의 아열대 기후 지역으로 연평균 기온이 20도가 넘는다.

4 임상상 방치해두면 암이 될 확률이 높은 상태.

5 장기간 햇빛에 노출된 부위에 발생하는 양성 각화성종양으로, 편평세포암으로 이행할 수 있는 암 전구증이다. 지속적이고 반복적인 햇빛 노출이 주요 요인이며, 방사선과 복사열도 관계가 있다. 보통 40세 이후의 남성에게 자주 나타나며, 햇빛에 민감한 백인에게서 흔하게 나타난다.

멜라닌 색소가
피부암을 막는다

그러면 인간의 피부는 왜 햇빛에 타는 걸까?

우리 같은 유색인종은 여름이 되면 피부 빛깔이 짙어진다. 자외선이 피부에 상처를 입혀서가 아니다. 과도한 자외선으로부터 피부를 보호하기 위해서다. 인간의 몸은 충분히 스스로 지킬 수 있게끔 만들어졌다. 여기서 '과도한 자외선'이라고 한 이유는, 인간이 살아가는 데 꼭 필요하지 않은 자외선의 종류와 양이 있기 때문이다. 이에 관해서는 39~40쪽에서 자세히 설명하겠다.

분명 자외선을 쬐어 피부암에 걸리는 경우도 있다. 하지만 그 증례는 압도적으로 백인에게 많다. 왜냐하면 북구처럼 자외선 양이 적은 지역에 사는 백인은 멜라닌 색소가 생성되지 않아 피부가 빨개지는 일은 있어도 햇빛에 타지는 않기 때문이다. 이것은 황인종에게는 지극히 드문 증례이며, 흑인에게는 거의 존재하지 않는다. 햇빛이 강한 지역에서 살아온 사람들은 제대로 대응할 수 있는 피부를 갖추고 있기 때문이다. 이것을 생각하면 미백은 건강 측면에서 매우 위험한 행위로 볼 수 있다.

피부암은 보통 '기저세포암'을 말하는데, 만에 하나 발병한다 하더라도 전이될 위험성이 없고 국부 치료만으로도 충분히 치료된다. 물론 사망하지도 않는다. 그래서 '암'이라고 하지 말고 '기저세포상피종'으로 불러야 한다는 의견까지 있을 정도다.

한때 호주에서 피부암 환자가 급증하고 있다는 데이터가 발표되어 화제가 되었다. 그런데 조사해보니 짙은 갈색 피부를 가진 호주 원주민 에버리진들은 피부암이 전혀 없었고, 유럽에서 이주해온 백인들 사이에 피부암이 급증해 있었다.

편평세포암도 햇빛이 원인이라고 알려져 있는데, 햇빛을 쬐어 발병하는 환자의 대다수는 고령자이고 예후도 대부분 양호하다.

사실 편평세포암의 주된 원인은 화상이나 외상의 흉터다. 이 경우에는 죽음에 이르는 경우도 있다. 하지만 햇빛과의 인과관계는 극히 희박해서 건강한 생활을 하는 사람이 편평세포암을 걱정해 자외선을 차단할 필요는 없다.

사마귀암인 '악성 흑색종' 역시 동양인의 경우는 발바닥 등에 생기는 경우가 많다. 다시 말해 햇빛이 전혀 닿지 않는 부위에 발생하기 때문에 자외선과의 관련성은 매우 낮다고 할 수 있다.

'자외선을 쬐면 피부암에 걸린다'라는 최근의 상식이 얼마나 현실과 동떨어진 주장인지 이제 납득이 가는가?

오키나와·나가노가
장수촌인 이유

오키나와는 장수의 섬으로 유명하다. 일본뿐만 아니라 세계적으로 알려졌을 정도다. 그 요인은 여러 가지이지만, 온난한 기후도 한몫을 한다. 일본의 다른 지역에 비해 태양광선의 조사량이 많고 자외선의 양도 상당하다.

그렇다면 오키나와에 필적하는 일본 내 장수촌은 어디일까? 단순하게 생각하면 온난한 기후인 규슈나 시코쿠가 아닐까 추측되겠지만, 정답은 뜻밖에도 눈 덮인 광경이 익숙한 나가노다. 실제로 이곳 남성들의 평균수명이 오키나와를 크게 앞서고 있어 실질적으로 일본 제일의 장수촌으로 부상하고 있다. 어째서 나가노일까?

내가 생각하는 제1의 요인은 높은 표고이다. '일본의 지붕'이라 불릴 정도로 높은 산들이 길게 이어져 있어 그만큼 태양에 가깝고 내리쬐는 자외선의 양도 많다. 이야말로 태양광선과 자외선이 건강에 좋다는 증명이 아니고 무엇이겠는가.

자외선에는 광회복 작용이 있는데(자세한 내용은 41~43쪽에), 사실 손상된 세포를 수복하는 데서 그치지 않고 DNA가 잠재적으로 지닌 수명을 늘릴 가능성을 자극한다는 사실도 확인됐다. 자외선을 많이 쬔 탓에 피부암이 발생하고 건강을 해친다면 일본에서 가장 자외선이 많이 내리쬐는 오키나와와 나가노가 장수촌으로 군림하는 현상은 설명이 안 된다.

오존층 파괴와 자외선의 악명은
인간이 만들어냈다

현대인이 자외선을 꺼리게 된 배경에는 전 세계가 안고 있는 문제인 '오존층 파괴'가 있다.

자외선[6]에는 지표에 도달하는 UVA(파장이 긴 자외선)와, 도중에 오존층에 흡수되어 지표에 거의 도달하지 않는 UVB(파장이 짧은 자외선)가 있는데, 지금은 인류가 프레온가스로 오존층을 파괴한 탓에 UVB가 지표까지 도달하는 경우가 늘어나고 있다. 강력한 살균 작용과 생체

---

6 • UVA : 오존층에 흡수되지 않고 지표면에 도달한다. UVB보다 에너지량이 적지만 피부를 벌겋게 만들고 피부 면역체계에 작용하여 피부 노화에 따른 장기적 피부 손상을 일으킬 수 있다. 자외선이 인체에 도달해 표피층 아래로 흡수되면 UVA로부터 피부를 보호하기 위해 인체 면역작용이 발동하는데, 멜라닌이란 검은 색소가 바로 그것이다. 백인처럼 멜라닌을 적게 생성하는 사람은 자연적 보호막도 적은 셈이다.

• UVB : 피부를 태우는 주역. 피부에서 비타민D를 활성화시켜 인체에 필수적인 비타민D로 전환시킨다. 반면 피부를 태우고, 피부조직을 뚫고 들어가 때로는 피부암을 일으킨다. 대부분은 오존층에 흡수되지만, 일부는 지표면에 도달한다.

• UVC : 염색체 변이를 일으키고 단세포 유기물을 죽이며, 눈의 각막을 해치는 등 생명체에 해로운 영향을 미친다. 다행히 UVC는 오존층에 완전히 흡수되어 지표에 도달하지 못한다.

에 대한 파괴성 때문에 두려움의 대상이 된 UVC는 현 시점에서는 다행히도 오존층에 흡수되어 지표에는 도달하지 못한다. 그런데 실험 등을 위해 인공적으로 만들어진 UVC가 사용되면서 자외선에 대한 오해가 더 깊어진 듯하다.

피부암을 발생시킬 위험성이 있는 자외선은 UVB다. 여기에 '오존층 파괴'라는 어마어마한 단어까지 가세하면서 자외선을 공포의 대상으로 여기는 사람들이 늘어났다. 하지만 오존층을 파괴한 원흉은 문명의 발달을 위해서라면 자연이나 환경 등은 전혀 고려하지 않고 폭주를 거듭한 인간들이지, 지구에 줄곧 은혜를 베풀어온 태양광선이나 자외선은 아무런 죄가 없다. 자기 손으로 환경을 파괴해놓고서 정작 모든 악명은 UVB에 덮어씌우는 꼴이니 참으로 뻔뻔한 노릇이다.

호들갑스러운 선동에 휘말려 필요 이상으로 자외선을 피해 다녀서는 안 된다.

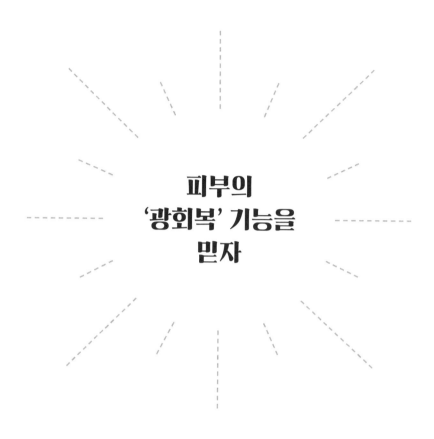

피부의
'광회복' 기능을
믿자

'자외선이 피부에 나쁘다'라고 주장하는 사람들은 '광노화'를 내세운다. 주름, 검버섯 같은 피부 노화의 주원인은 자외선을 너무 많이 쬐었기 때문이라는 논리이다. 정말로 그럴까?

인간은 나이를 먹으면 모든 장기가 노화한다. 피부도 마찬가지여서 노화와 함께 진피의 섬유모세포(fibroblast)[7]의 분열 수명이 연장되면서

---

7 섬유성 결합조직의 중요한 성분을 이루는 세포로, 섬유아세포 혹은 섬유세포라고도 한다.

콜라겐의 생성량이 줄어들어 주름이 생긴다. 이를 과거에는 '노인성 피부위축증'이란 병명으로 부르기도 했다.

주름을 없앤다고 해서 콜라겐을 배합한 화장품 등이 많이 판매되고 있는데, 그런 제품을 발라봤자 소용이 없다. 표면상으로만 피부에 윤기가 되돌아온 듯이 보일 뿐 실제로는 콜라겐 성분이 피하로 흡수돼 피부의 기능을 되돌리는 데 이용되는 일은 없기 때문이다.

검버섯에 관해서는 확실히 자외선의 영향을 부정할 수 없다. 2차 대전 이후에 일본의 검버섯 환자가 이전보다 40~50배로 늘어났다는 데이터가 있다. 일본인은 전쟁 전부터 햇빛을 쬐며 생활해왔을 텐데 도대체 무엇이 달라져서 이런 결과가 나왔을까? 생각해보니 외국에서 들어온 합성화학 화장품을 사용한 것 말고는 짐작되는 바가 없다. 화장품 성분인 합성화학물질이 자외선과 반응해서 다른 화학물질로 변화해 피부에 나쁜 영향을 끼친다니 참으로 얄궂은 이야기가 아닐 수 없다.

이처럼 피부와 관련해서 광노화가 집중적으로 다뤄지는 반면, '전혀' 알려지지 않은 인체현상이 '광회복(photore-activation, 光回復)'이다. 광회복이란 자외선 UVB 때문에 피부세포의 DNA에 상처가 났을 경우, 자외선 UVA에 의해 활성화된 DNA수복효소로 그 상처를 되돌리는 능력이다. 미국 와이오밍대학교의 연구 결과에 의하면 '광회복으로 수복된 세포는 원래 상태로 되돌아오는 데서 그치지 않고 더욱 젊어진다'. 인체는 한번쯤 자외선으로 손상을 받아도 원래 상태로 회복하는 능력을 갖추고 있는 것이다.

인간의 몸은 그렇게 약하지 않다. 수복이 불가능한 세포는 죽여버리는 시스템도 있으니, 실로 몇 겹이나 되는 방어선이 쳐져 있는 셈이다. 그러니 인체에 내재된 기능을 좀 더 믿어보자.

인체의 광회복 기능이 무시되고 있는 탓에 사람들이 자외선을 '피부의 커다란 적'이라고 굳게 믿고 있어 안타까울 뿐이다. 적절하게 자외선을 쬐며 생활한다면 피부가 병적으로 노화하는 현상은 일어나지 않는다. 오히려 신진대사가 활발해져 윤기 있고 싱싱한 피부를 유지할 수 있다는 사실을 알았으면 한다.

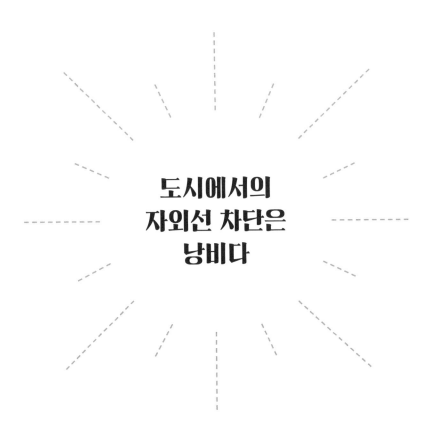

도시에서의
자외선 차단은
낭비다

　최근 선글라스, 자외선차단제, 팔토시 등 'UV 차단' 제품들이 잘 팔리고 있다. 직사광선으로부터 피부를 보호하겠다고 UV 차단 화장품을 사용하는 사람들은 그래도 이해가 가는데, 과연 선글라스에도 UV 차단 기능이 필요할까?

　햇빛이 강한 날에 외출하면 눈이 부시다. 그래서 사람들이 선글라스를 쓰는데, 자외선은 아스팔트나 콘크리트에는 거의 반사되지 않는다. 그렇기에 보통 안경을 쓰면 눈부심은 막아주진 못하겠지만 자외선의 피해는 충분히 막을 수 있다.

사람은 길을 걸을 때 보통 어디를 볼까? 대부분 정면을 본다. 발치에 시선을 두고 걷는 사람도 있지만, 어디를 보고 걷든 자외선이 눈에 미치는 악영향은 거의 없다. 내내 하늘만 올려다보며 걷는다면 또 모르지만, 나는 그런 사람을 본 적도 없고 상식적으로 생각해도 일상생활 중에 태양을 장시간 노려볼 일은 전혀 없다. 그래서 선글라스로 UV를 차단해야 할 이유는 어디에도 없다고 주장하는 것이다.

단, 모래사장과 눈 덮인 설산은 예외다. 자외선이 잘 반사되는 장소이기 때문이다. 특히 눈은 50% 가까이 자외선이 반사되기 때문에 스키장에 가면 '설맹', 즉 햇빛의 반사가 원인인 결막염에 걸리는 경우가 종종 있다. 그래서 스키장에서는 고글을 꼭 착용해야 한다. 과거의 고글에는 당연히 UV 차단 기능 따위는 없었다. 그렇다 해도 자외선의 영향은 거의 없었고, '설맹'에 걸렸다 하더라도 하룻밤 자고 나면 대부분 나았다. 50%나 자외선을 반사하는 설산에서도 이 정도면 되니, 자외선을 거의 반사하지 않는 도시에서 UV 차단 선글라스를 쓴다 한들 별 의미가 없다.

그 밖에 양산이나 모자, 양복에 이르기까지 UV 차단이나 자외선 대책을 내세우는 상품이 많이 나와 있는데, 사람들이 자외선에 대해 느끼는 두려움을 이용한 장삿속이란 생각밖에 들지 않는다. 자외선으로부터 몸을 보호한다는 명목을 붙이면 화제도 되고 판매량도 달라질

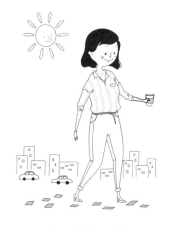

도시 → 자외선 차단 불필요
(열중증을 대비해 모자 정도만 써도 된다)

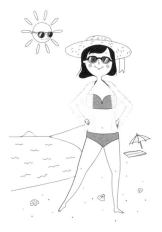

모래사장 → 자외선 차단 필수

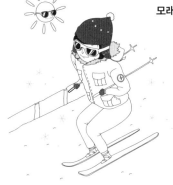

눈밭(스키장, 설산) → 자외선 차단 필수
(고글은 반드시 착용한다)

것이기 때문이다. 무엇보다 부가가치가 붙었다는 이유로 가격도 일반 상품보다 높게 매길 수 있는 데다 텔레비전이나 잡지 같은 언론사에서는 그런 상품에 대한 광고수익을 생각해 해당 기업들의 장삿속을 비판하지 못할 것이기 때문에 갈수록 '자외선은 피해야 할 대상이다'라는 잘못된 인식이 퍼지는 것이다. 앞에 나온 '광회복'에 관해서 언론이 다루지 않는 이유도 이런 경제현상과 관련이 있어 보인다.

나는 그러한 경제 흐름에 트집 잡을 생각은 없지만, 일부러 비싼 돈을 주고서 자외선을 멀리하는 사람들에게 딱 한 마디 "그 돈이 참 아깝네요"라고 말해주고 싶다. 모처럼 밖에 나와서 햇빛을 쬐는데 굳이 자외선만 골라서 차단하는 행동은 '건강해질 기회를 쓰레기통에 버리는 짓'과 같기 때문이다.

자외선을 피하면 피부가 탈 일이 없으니 검버섯이 생길 위험 역시 감소할 것이다. 하지만 쓰레기통에 버린 그 자외선이야말로 인간이 건강하게 살아가는 데 꼭 필요한 것들로 꽉 들어차 있다는 사실은 잊지 않길 바란다.

자외선에 꽉 들어찬 유익함은 3장에서 자세히 설명할 것이다.

PART
2

인류는 태양의 은혜로
번영을 이루었다

햇빛 없이는
그 어떤 생명도
살아가지 못한다

독일에 '빛이 없으면 생명도 없다'라는 격언이 있다. 이 말은 오랜 세월에 걸쳐 쌓아온 태양과 인류의 깊은 관계를 단적으로 보여준다. 아니, 인류만이 아니다. 지구에 사는 모든 생명체가 태양에 의해 태어나고 또 살아가고 있다.

생태계의 물질순환은 태양에서 나오는 빛에너지에 의존한다. 생산자인 식물은 광합성을 통해 빛에너지를 화학에너지로 전환한다. 그리고 소비자인 동물과 분해자인 미생물에게 먹이를 제공함으로써 물질순환이 이루어진다. 에너지 자체는 소비될 뿐 순환하지 않기 때문에 태양의 빛에너지가 없다면 생명의 순환은 이어지지 않았을 것이다. 식물이 광합성을 하지 못했다면 산소도 만들어내지 못했을 테고, 동물은 단백질의 원료인 포도당도 얻지 못했을 것이다. 애초에 자외선이 없었더라면 식물은 씨를 맺지도 못하고, 병원균의 위협에서 제 몸을 지키는 일조차 불가능했을 것이다. 물 역시 빛에너지를 받아 증발된 후 비가 되어 바다와 대지를 적시니, 자연계의 모든 순환은 태양이 있기에 비로소 성립된다고 할 수 있다.

이런 식으로 지구상에 수만 종이나 되는 생명이 태어났고, 그중 하나가 바로 인류다. 응달에 난 식물은 아무리 비료를 줘도 생육이 나쁘듯이 태양에게서 생명을 받은 인류 역시 햇빛이 부족하면 건강을 얻지 못한다.

만약 태양이 사라진다면 어떻게 될까?

태양이 하늘에 떠 있는 것이 너무나 당연하다고 여겨왔기에 이런 상상은 해본 적이 없었겠지만, 만약 태양이 사라진다면 인류는 단 하루도 살지 못할 것이다. 현존하는 모든 문명을 잃는다고 한들 인류가 전멸할 일은 없지만, 태양이 자취를 감추면 인류가 살아남을 방도는 없다. 우리는 무엇보다 이 사실부터 되새겨야 한다.

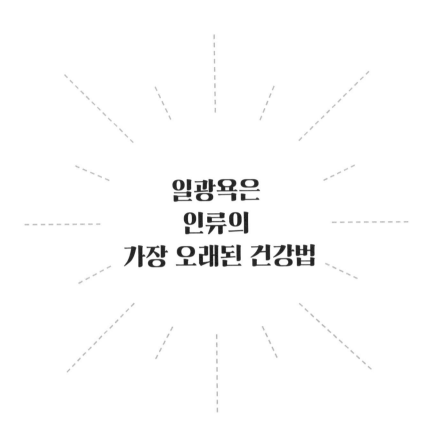

일광욕은
인류의
가장 오래된 건강법

이집트의 유적 중에 태양을 모티브로 만들어진 조각판이 있다. 기원전 2000년경 제5왕조 시대의 유물로, 국왕과 왕비가 의자에 앉아 일광욕을 하는 모습이 묘사되어 있다. 그 조각에는 태양에서 나온 수많은 화살표가 인간의 피부를 뚫고 들어가는 듯한 광경도 새겨져 있다.

당시 이집트인들은 태양신 '라'를 신앙했다. 이집트에서는 왕을 '파라오'라 부르는데, '태양의 아들'이란 뜻이다. 그렇다! 이집트 사람들은 자신들이 태양의 은혜로 태어나 살아간다는 사실을 잘 이해하고 있었다.

물론 당시에는 햇빛에 관한 과학적인 해명도 없었고 자외선이나 적외선의 존재를 알았을 리도 없다. 하지만 이 같은 묘사를 보노라면 태양에서 나온 빛이 몸에 흡수되면 뭔가 좋은 일이 일어난다는 사실만은 알고 있었던 듯하다. 그리고 태양을 단순히 신앙의 존재로만 보지 않고 일광욕을 통해 태양의 보건 효과와 건강 효과를 적극 이용했다. 아마도 병이 치유되고 몸이 좋아지는 효과를 직접 보고 확인했기 때문이 아닐까 싶다.

고대 그리스에도 3000년도 더 전부터 햇빛을 치료용 광원으로 이용했다는 기록이 있다. 고대 그리스의 올림픽이 전라로 진행되었다는 점 역시 태양 숭배와 무관하지 않을 것이다.

고대 로마의 대표적인 유적 중에는 '카라카라(Kala Kala) 대중목욕탕'이 있다. 목욕탕이란 말에 동네 대중탕을 떠올리는 사람이 많겠지만, 고대 로마의 목욕탕은 말하자면 '일광욕탕'이었다. 한 번에 많은 사람들이 이곳에 모여서 일광욕을 했으며, 상점 비슷한 시설도 있었던 것으로 보아 아마도 거대한 사교장 역할도 했으리라 추측된다.

어쨌거나 수천 년 전부터 인류가 일광욕을 의식적으로 생활에 도입했음은 명백한 사실이다. 고대 로마에서는 기원전 2~3세기경부터 목욕탕에 일광욕실을 설치했고, 각 가정에도 솔라룸이라는 일광욕실을 두었다. 당시 나폴리 지방에는 '태양이 찾지 않는 집에는 의사가 찾아

온다'라는 속담도 있었다. 이는 이때 이미 햇빛의 건강 효과가 널리 알려졌음을 증명한다.

로마의 정치가이자 박물학자인 플리니우스(Pliny, 23~79)는 '태양은 최고의 약이다'라고 말했다. 즉 일광욕으로 햇빛을 듬뿍 쬐면 의사도 약도 필요 없다는 것이 당시 사람들의 생각이었다.

"아직 의학도 과학도 발전하기 전이었으니까 그렇지" 하며 냉소하는 사람도 있겠지만, 그 시기에도 인간이 건강한 상태를 유지할 수 있게 해준 것이 태양임을 알았기에 깊이 숭배했던 것이다.

일광욕은 인류의 가장 오래된 건강법이며, 그 유용성은 현재에도 여전하다.

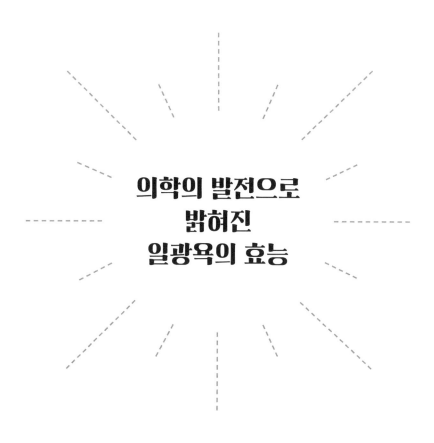

의학의 발전으로
밝혀진
일광욕의 효능

현대의학의 아버지 히포크라테스도 햇빛을 의료의 장에 도입했다. 그리고 그 효과에 관해서 다음과 같이 말했다.

- 태양의 빛과 열은 모든 창상, 특히 개방성 골절과 파상풍 등에 효과가 있다.
- 근육 강화에는 일광욕이 절대적으로 필요하다. 게다가 봄, 여름, 가을, 겨울 계절에 상관없이 반드시 직사광선을 받아야 한다. 다

만 여름에는 허약한 사람은 길지 않은 시간 동안만 주의해서 등 부위에 햇빛을 쬐고, 머리는 무언가로 반드시 덮어줘야 한다.

● 지방성 비만인 사람은 되도록 나체로 돌아다니는 것이 좋다.

이 시기에 이미 현대에도 통용될 법한 이론이 확립돼 있었음을 엿볼 수 있다. 기원전 150년경에는 외과의사인 안티로스가 다음과 같은 흥미로운 기록을 남겼다.

● 어떤 환자든 되도록 햇빛을 쬐게 해야 한다.
● 누워 지내거나 앉아만 있을 수 있는 환자 역시 이불이나 모포 위혹은 모래 위에 눕혀서 일광욕을 시키는 것이 좋다.
● 환자에게 일광욕을 시키면 내장의 분비 작용이 좋아지고, 땀이 늘어나며, 근육이 강화되고, 지방의 축적이 예방되며, 종양이 축소되고, 부종이 해소된다.
● 일광욕을 하면 호흡이 깊고 활발해지므로 흉부가 좁은 사람은 폐가 확대되고 강해진다. 그럼으로써 폐질환이 개선될 수 있다.
● 일광욕을 할 때는 변통을 좋게 해서 장을 비우고 머리를 덮어줘야 한다.

의학의 발달과 함께 일광욕이 자주 의료에 활용되었지만, 유감스럽게도 중세로 접어들면서 단번에 쇠퇴했다. 무슨 문제가 있어서가 아니라 종교상의 이유에서였다.

중세에는 질병을 고치는 일이 종교인의 소임이었다. 더불어 '질병은 교회에서 고친다'는 의식이 생겨나 환자를 교회에 모아 가두었다. 즉 일광욕이 불가능한 환경에서 환자들을 돌보면서 태양과 의학과의 접점은 사라져버렸다.

의도한 바는 아니었으나 이런 경향은 전염병 환자를 완전히 격리하는 효과를 본 것 또한 사실이다. 반면 원인을 모르는 질병에 대해서는 '천벌이다', '집의 방향이 나빠서 그렇다'와 같은 비과학적인 이유를 갖다붙이는 계기가 되었고, 그 영향으로 의학의 진보는 뒷걸음치게 되었다. 또 '환자의 신체를 햇빛이나 공기에 노출하는 것은 좋지 않다'는 생각이 퍼지면서 일광욕이 죄악시되기에 이르렀다. 이러한 사회적 분위기는 자외선을 적대시하는 최근의 경향과도 비슷하다.

일광욕이 정말 우리 몸에 해만 준다면 애초에 어둠 속에 묻혔을 것이다. 하지만 실상은 그렇지 않기 때문에 이후에 일광욕의 효용성이 재평가되면서 사람들의 생활 속에서 유용한 건강법으로 인지되어왔다.

그렇다면 일본에서는 태양을 어떻게 바라봤을까? 나라 이름 자체가 '해가 돋는 나라'라는 뜻이니 예부터 태양을 신앙의 대상으로 삼아왔음을 쉽게 엿볼 수 있다. 일본 민족은 자신들이 천조대신(天照大神)[8]의 자손이라고 믿어서 태양에도 '대일여래(大日如來)', '오텐도사마(御天道樣, 해님)'라는 특별한 호칭을 붙일 정도였다. 남자를 히코(彦), 여자를 히메(姬)라고 부르는 이유 역시 각각 히코(日子, 태양의 아들)와 히메(日女, 태양의 딸)에서 유래했다고 한다.[9]

유감스럽게도 일본에는 태양을 이용한 의료 기록은 남아 있지 않다. 하지만 이 정도로 태양을 밀접하게 여겼던 만큼 의료적으로도 햇빛을 활용하지 않았을까 추측해본다.

햇빛의 효능에 주목한
역사 속 위인들

근대 르네상스 이후에 일광욕은 다시금 주목받았다. 14세기 유럽에서 맹위를 떨친 페스트가 그 계기였다.

---

8 일본 신화에 등장하는 태양신(日神)으로, 일본 천황의 조상신으로 알려져 있다.

9 한국에서도 태양은 경외의 대상으로 달의 어둠 및 차가움과 대비되어 밝음과 따뜻함을 상징했다. 《삼국유사》 등에 전하는 각종 시조 신화에서도 태양에 대한 경외심을 볼 수 있는데, 대표적인 예가 혁거세 신화다. '혁거세'라는 말은 '광명으로써 세상을 다스린다'는 뜻이다. 또 해모수 신화나 김알지 신화, 주몽 신화에서도 태양이나 그 빛에 대한 외경을 볼 수 있다. 그러나 한국에서는 천지창조와 연관하여 태양이 설명되는 예는 보기 힘들다. 그러나 후대로 내려오면서 태양은 더이상 창조와 연관되거나 지고의 신성을 간직한 대상으로서 신앙되지 못하고, 도교나 불교 또는 민간신앙에서 하위의 신격으로 신앙되고 있다. (출처 : 한국브리태니커)

당시 전염병이 퍼지는 것을 막기 위해 사람들은 햇빛으로 소독했다. 페스트가 세균에 의한 질병이란 사실도, 자외선에 살균 효과가 있다는 사실도 몰랐던 시대였다. 하지만 사람들은 태양의 위대한 힘에 매달렸다.

나이팅게일 역시 크림전쟁 때 부상병들을 실외로 옮겨서 치료에 커다란 성과를 올렸다. 그 경험을 바탕으로 전쟁터에서 귀국한 뒤 '병원을 지을 때 채광과 통풍을 고려하지 않는 것은 문제'라고 주장했다. 실제로 런던 네틀리병원의 병사(病舍)는 햇빛이 잘 들게끔 시설이 개선되었다.

18~19세기에는 햇빛의 효능이 과학적으로 검증되면서 일광욕에 치료 효과가 있음이 실증되었다. 또 영국의 한 과학자는 햇빛에 살균 작용이 있다고 발표했다.

에디슨이 전구를 발명했을 무렵의 많은 학자와 연구자들은 단순히 밝기만 한 빛에 만족하지 않고 햇빛과 흡사한 광선을 재현하기 위해 온갖 노력을 기울였다. 즉 일광욕이 아닌 '전광욕(電光浴)'을 실현하려 했다.

에디슨의 전구는 현재의 형광등과는 달리 열선을 방사했지만 비가시광선, 특히 자외선이 나오지 않았기 때문에 진정한 의미에서 태양을 대신하지 못했다. 뉴턴이나 아인슈타인도 태양과 그 빛에 관해 흥미를 느끼고 연구했다는 기록이 있다. 역사에 기록된 천재들 역시 태양의 신비에 본능적으로 끌렸던 것이다.

19세기 말에는 덴마크의 의학자 핀센(Niels Ryberg Finsen, 1860~1904)이 세계 최초로 햇빛과 같은 연속 스펙트럼을 강력하게 발생시키는 핀센등(탄소아크등, carbon-arc lamp)을 고안했다. 그리고 핀센등을 이용해 당시 불치병으로 여겨졌던 심상성낭창(尋常性狼瘡, lupus vulgaris)[10]의 치료에 성공했다. 핀센은 이 업적으로 노벨생리의학상을 수상했다.

---

10 코 언저리에 많이 생기는 결핵성 피부염, 황적색이나 홍갈색의 발진으로 시작된다.

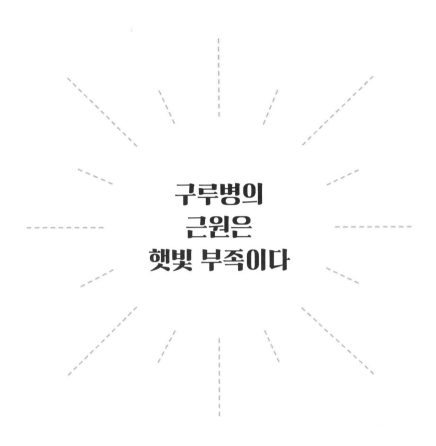

구루병의
근원은
햇빛 부족이다

17세기 중반, 영국에서는 구루병이 크게 유행했다. 구루병은 뼈가 비정상적으로 물러진 탓에 기거나 걷는 시기가 평균보다 크게 늦어지는 병이다. 주로 유아기에 걸리는데, 체중이 늘어나면서 약해진 뼈가 휘어져 안짱다리나 밭장다리 같은 장애를 남긴다. 이 병에 걸린 아이들은 종종 격렬한 경련을 일으키는데, 심각한 경우에는 죽음에 이르기도 한다.

당연히 사회적으로 큰 문제가 되었지만, 당시의 의학으로는 원인을 특정할 수가 없어 결정적인 치료법도 찾지 못한 채 무려 250년 동안 이나 방치되었다. 물론 연구를 거듭한 끝에 다음과 같은 힌트는 도출해낼 수 있었다.

- 중증의 구루병 환자는 대도시의 인구 밀집 지역에 집중돼 있다. 그것도 공업지대에서 많이 발생한다.
- 시골에는 구루병 환자가 거의 없다.
- 빈곤으로 인한 영양 문제와는 관련이 없다.

구루병이 많이 발생하기 시작할 무렵의 영국은 산업혁명으로 커다란 공업도시가 여럿 건설되고 있었다. 종업원과 그 가족은 공장 근처의 집에서 생활했는데, 도시의 하늘은 석탄의 매연으로 두껍게 덮여 있어 햇빛이 완전히 차단되었다. 애초부터 이것이 구루병의 원인이 아닐까 하는 추측이 있었지만 인과관계를 증명하는 데까지는 이르지 못했다.

그러다가 1919년 베를린의 소아과의사 헐드쉰스키(Kurt Huldschinsky)가 자외선등(수은석영등)을 사용해 피부병을 치료하면서 그 과정에서 구루병이 개선되는 현상을 발견하게 되었다. 그렇게 '매연으로 인한 햇빛 부족'이 구루병의 원인으로 드러났다. 이후에도 연구는 계속되었고, 그 결과 자외선을 쬐면 인체에서 비타민D가 생성된다는 사실이 밝혀졌다.

비타민D는 칼슘 대사를 돕는 작용을 하는데, 구루병에 걸린 아이들은 햇빛을 쬐지 못한 탓에 체내에서 비타민D를 생성할 수 없었고, 그로 인한 칼슘 이상으로 뼈가 물러졌던 것이다(비타민D에 관해서는 3장에서 더 자세히 설명한다).

인류의 창세기부터 이어져온 태양 신앙. 우여곡절이 있었지만 모든 시대, 모든 지역에서 인류는 태양의 힘을 빌려 건강을 손에 넣었다. 인간이 발전시킨 산업이 자연환경을 파괴하면서 이른바 현대병이 나타났고, 그 원인을 찾는 과정에서 그때까지는 확실히 밝혀지지 않았던 햇빛의 건강 효과가 증명되었으니 참으로 얄궂은 일이다.

태양의 힘은 인간의 지혜를 넘어선다. 태양에 대한 경외심은 수천 년이 지나도록 변함없었고, 구루병 연구에서 발견된 비타민D의 생성 메커니즘을 통해 햇빛(특히 자외선)이 몸에 좋다는 사실이 실증되었다.

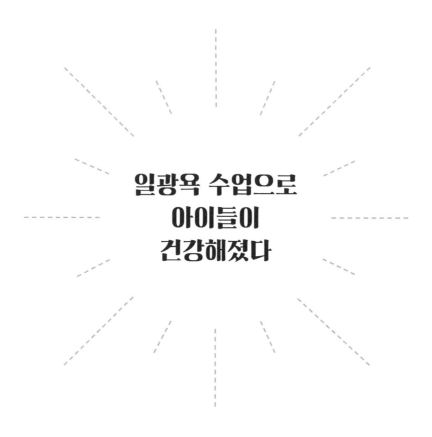

일광욕 수업으로
아이들이
건강해졌다

의학적으로 햇빛과 건강의 관계가 인정받으면서 새로운 시도가 이루어졌다.

스위스의 롤리에 박사는 알프스산 해발 1,340m의 레잔이란 곳에 37동의 일광요양소를 세워 결핵 치료에서 커다란 성과를 올렸다.

그는 일광욕의 보건 효과에도 주목해서 허약한 아동의 치료에도 응용했다. 알프스산 속에 초등학교를 세운 뒤 그곳에서 야외수업을 진행했던 것이다. 날씨가 좋은 날이면 아이들은 휴대용 책상과 의자를 가지고 그날 가장 기후 조건이 좋은 곳으로 이동해서 작은 모자만 쓰고 거의 나체 상태로 전신에 햇빛을 쬐면서 수업을 받았다. 그 성과를 롤리에 박사는 이렇게 기록했다.

'간신히 업혀온 허약한 아동도 2~3년만 지나면 못 알아볼 정도로 건강해졌다. 신체의 저항력이 강해지고 지각과 소화 흡수, 호흡, 순환 등 모든 기능이 눈에 띄게 좋아졌다.'

원인불명이었던 질병을 해명하기 위해 햇빛이 이용되고 그 결과 새로운 사실이 속속 판명되던 시기였는데, 일광욕 수업이 성공하면서 햇빛에는 질병을 예방하며 몸을 튼튼하게 만드는 효과가 있음을 인정받게 되었다. 고대인들이 무의식적으로 해온 일이 의학적으로도 옳았음이 증명된 것이다. 일본에서도 20세기 초에 나가노현 스와군(長野諏訪郡)에 일광요법 전문 시설인 후지미고원(富士見高原) 요양소가 개설되었다. 이렇게 해서 '햇빛이 몸에 좋다'라는 사실은 전 세계에 공통된 인식으로 자리 잡았다.

하지만 역사는 반복된다던가? 21세기인 현재, 일찍이 중세 시대에 일광욕 치료가 완전히 부정되었듯이 다시 햇빛을 '악'으로 보는 풍조가 퍼지고 있다.

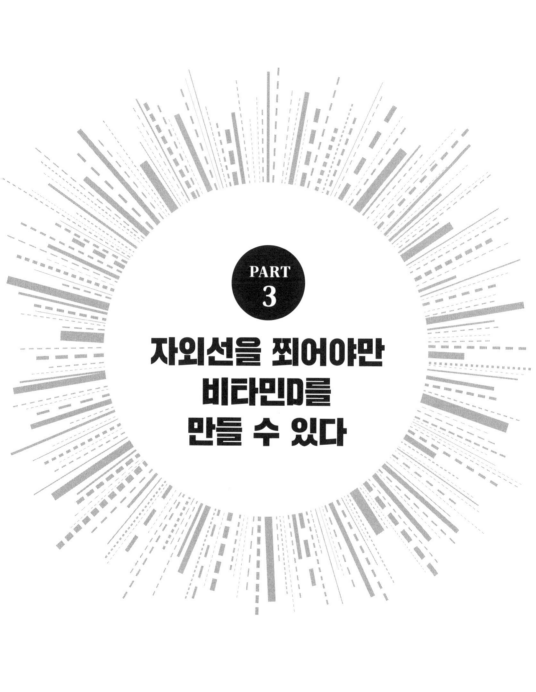

PART 3

자외선을 쬐어야만
비타민D를
만들 수 있다

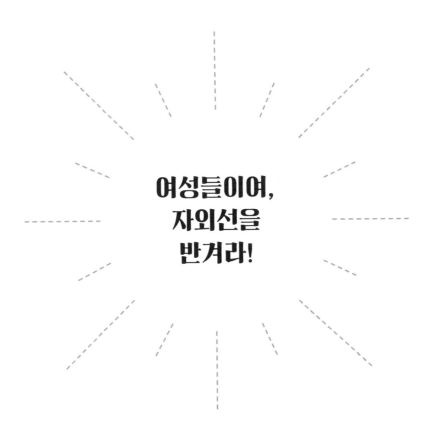

여성들이여,
자외선을
반겨라!

앞에서 말했듯이 자외선을 쬐면 체내에서 비타민D가 생성된다. 아는 사람은 알고 있겠지만, 비타민D는 보편적으로 많이 알려진 비타민은 아니다. 이 글을 읽고 있는 당신도 비타민A · 비타민B · 비타민C 등에 대해서는 '채소를 많이 먹으면 좋다'라든가 'OO 기능을 한다'와 같은 정보를 듣고 관련 영양보충식품도 먹어보았겠지만 비타민D는 생소할 것이다.

여기에는 이유가 있다. 바로 비타민D는 음식으로 섭취할 수 있는 영양소가 아니기 때문이다. 일부 생선에 들어 있다고 확인되었지만 그 이외의 식품에는 함유돼 있지 않다. 그러니 아무리 식생활에 신경을 쓴다 하더라도 필요한 양만큼 비타민D를 섭취하기는 매우 어렵다.

하지만 인간은 체내에서 비타민D를 만들어낼 수 있다. 그것은 햇빛, 정확히 말해 자외선을 충분히 쬠으로써 가능하다.

자외선을 쬐면 피부에서 비타민D가 생성된다. 식사로 섭취하기 어려운 비타민D가 인간의 체내에서 생성된다니 참으로 신비하지 않은가. 아마도 살아가는 데 필요하기 때문에 그 같은 인체현상이 생겨났을 것인데, 특히 햇빛을 쬐어야만 비로소 비타민D가 생긴다는 부분에서는 자연의 섭리가 느껴진다.

햇빛은 빈부의 차이나 신분에 상관없이 누구에게나 평등하게 내리쬔다. 하늘이 두꺼운 구름에 덮여 있지 않는 한 언제 어디서나 누구든 태양을 볼 수 있다. 그런 대전제가 있기에 햇빛을 쬐면 체내에서 비타민D가 생성되는 인체 시스템이 완성되었을 것이다. 자연의 섭리에 허술한 구석은 하나도 없다.

이것으로 내가 이번 장에서 하려는 경고의 의미를 알아챘으리라 생각한다. 전신을 각종 자외선 차단 제품으로 철저하게 가림으로써 햇빛을 피하는 것은 비타민D의 생성을 스스로 거부함으로써 미백을 얻고 심신의 건강을 버리는 행위이다. 식품으로 손쉽게 섭취할 수 있다면 겹겹이 자외선을 차단해도 어떻게든 비타민D를 몸에 제공하겠지

:: 비타민D는 자외선이 피부에 침투해야 만들어진다

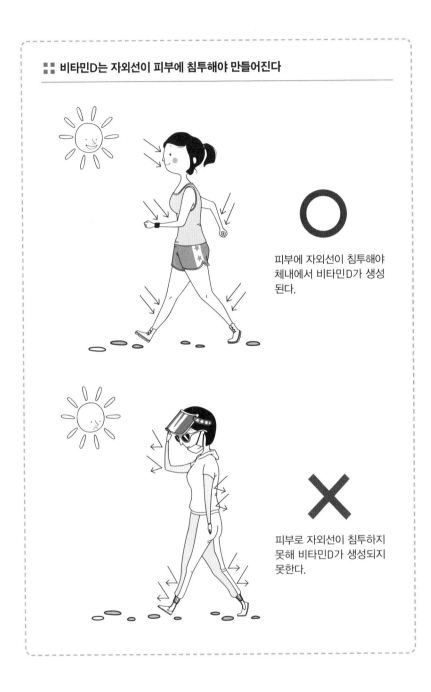

피부에 자외선이 침투해야
체내에서 비타민D가 생성
된다.

피부로 자외선이 침투하지
못해 비타민D가 생성되지
못한다.

만, 자외선 없이는 필요한 만큼의 비타민D를 인체에 공급할 수 없기 때문이다.

하나 더 덧붙이자면, 나이를 먹을수록 인체가 비타민D를 생성하는 능력이 약해져서 70대가 되면 젊었을 때의 반 정도밖에 못 만든다. 즉 자외선을 가장 꺼리는 고연령대의 여성이야말로 가장 비타민D를 필요로 하는 사람들이며, 누구보다도 일광욕을 생활화해야 한다는 뜻이다. 그럼에도 햇빛을 피하는 선택을 하겠다면 최악의 경우 자리보전을 하게 될 위험성이 있음을 잊지 말자.

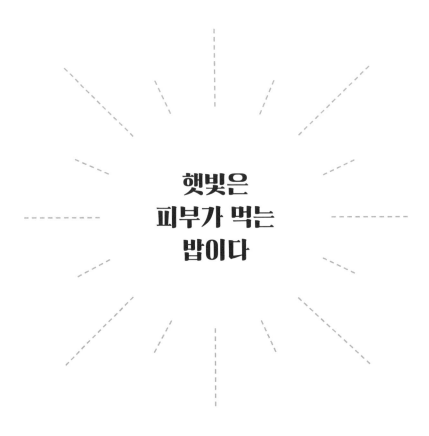

햇빛은
피부가 먹는
밥이다

　일광욕을 하면 생성된다고 해서 비타민D를 '햇빛 비타민'이라고도
한다. 그런데 어떤 학자는 '햇빛은 피부가 먹는 밥'이라고 표현했다.
참으로 적절한 표현이다.

　입으로 음식을 먹으면 영양소가 흡수되어 피가 되고 살이 된다. 그
것처럼 피부로 자외선을 섭취하면 비타민D를 만들어낸다. 음식을 먹
지 않으면 인간은 굶어 죽듯이, 햇빛을 쬐지 않으면 역시나 건강에 이
상이 생긴다.

그러나 인간 세계에서는 기근이나 빈곤 등으로 영양실조에 걸리는 경우는 있어도 '햇빛 실조'란 말은 없다. 태양이 공짜로 전 인류에 빛에너지를 분배하고 있기 때문이다.

그렇다면 구체적으로 비타민D는 어떤 일을 할까? 자외선을 쬐어 피부에서 생성된 비타민D는 간과 신장에서 대사되어 활성형 비타민D로 변환된 뒤에야 몸에서 기능한다. 주된 작용은 다음과 같다.

● 장에서 칼슘과 인의 흡수를 촉진한다.
● 뼈 조직에 인산칼슘을 침착시킨다.
● 혈장 내 칼슘 농도를 조절한다.

즉 비타민D는 칼슘 대사에 중요한 작용을 하며, 칼슘은 뼈를 튼튼하게 한다. 이를 종합하면 '비타민D가 부족하면 뼈가 약해질 위험성이 높다'는 결론에 다다른다.

다시 말하지만, 비타민D는 음식으로 섭취할 수 없기 때문에 자외선을 쬐지 않으면 비타민D결핍이 되기 쉽다. 그러니 적극적으로 일광욕을 하자.

햇빛을 받아 생성된 비타민D는 과잉증이 없다

자외선을 쬐어 생성된 비타민D는 체내에 축적되는 특성이 있다. 수용성인 비타민B와 비타민C가 몸속에 흡수되고 남으면 체액 중에 용해되어 소변과 함께 배출되는 것과는 반대다. 건강에 좋다고 해서 비타민제를 다량으로 섭취하는 사람이 많은데, 실로 무의미한 행동이다. 왜냐하면 지용성 비타민(비타민A · 비타민D · 비타민E · 비타민F · 비타민K)을 제외한 나머지 비타민들은 체내에 필요한 만큼만 흡수되고 나머지는 차근차근 모조리 배출되기 때문이다.

'햇빛을 자주 쬐어 비타민D가 너무 많이 생기고, 그로 인해 비타민 D과잉증에 걸리면 어떡하나' 하고 걱정하는 사람도 있겠지만, 비타민 D과잉증이 확인된 예는 비타민D결핍증을 치료하기 위해 인공 비타민D 보충제를 투여받은 사람들뿐이었으며, 햇빛을 쬐어 생성된 비타민D가 과잉된 일은 없다. 그런 현상이 실재한다면 어업이나 농업에 종사하며 온종일 태양 아래에서 일하는 사람들은 모두 비타민D과잉증에 걸렸을 것이다. 쓰고 남은 비타민D가 체내에 축적되었다가 필요할 때 쓰인다는 특성 덕분에 일조량이 줄어드는 겨울을 무사히 날 수 있는 것이다.

그런 점에서 인간은 겨울을 대비해서 봄부터 가을까지 비타민D를 잔뜩 축적해둘 필요가 있다. 그렇다고 무리할 필요는 없다. 햇빛을 피하지 않고 지극히 평범하게 생활해도 비타민D가 결핍될 일은 없으며, 겨울을 나는 데 필요한 비타민D도 충분히 축적할 수 있다.

단, 햇빛을 피하며 생활해온 사람들은 지금이라도 의식적으로 햇빛을 많이 쬐어두는 편이 좋다. 폭염을 피해 여름 내내 냉방을 한 실내에서만 지낸다면 1년 중 비타민D를 가장 많이 생성할 수 있는 시기를 놓쳐버리는 셈이다. 이제라도 햇빛을 받아들여 체내의 비타민D가 동나는 상황만은 피하자.

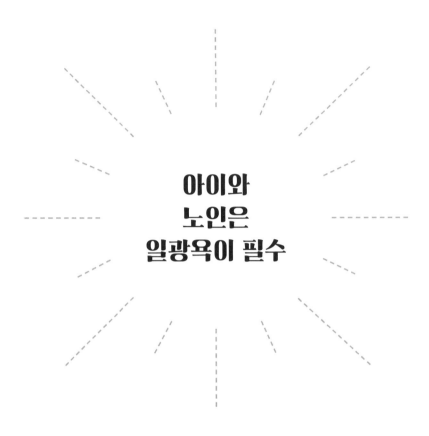

아이와
노인은
일광욕이 필수

갓난아이와 성장기 어린이들에게도 비타민D가 아주 중요하다. 그런데 비타민D는 유감스럽게도 모유에는 들어 있지 않아 갓난아이가 비타민D결핍에 걸리는 사례가 많다.

안짱다리와 밭장다리의 원인은 영아기의 비타민D 부족 때문이라고 한다. 모유를 먹고 자란 아이의 다리가 휘었다면 이는 일광욕 시간이 너무 적었던 탓이다. 어린 자녀가 있는 가정에서는 반드시 주의를 기울여야 할 부분이다.

그럼 성인이 비타민D에 결핍되면 어떤 증상이 나타날까?

가장 큰 폐해는 바로 골다공증이다. 칼슘 대사와 밀접한 관계가 있는 비타민D가 부족하면 당연히 체내 칼슘도 부족해져서 뼈가 물러지고 약해진다. 문제는 여기서 그치지 않는다. 뼈가 물러지면서 근조직이 파괴되고 근육의 힘이 떨어져서 마침내는 근력을 유지할 수 없게 될 위험성이 높아진다. 게다가 다리와 허리가 약해졌다는 이유로 갈수록 외출을 멀리하며 밖에 나가질 않으니 일조 시간이 더 줄어들고 비타민D가 더욱 결핍되는 악순환에 빠진다.

외출을 꺼리는 어르신들에게 그 이유를 여쭤보면 "뼈도 약한데 나가서 돌아다니다가 넘어지면 병원 신세를 크게 질 것 같아 두렵다"는 이야기를 자주 하신다. 그 마음은 충분히 이해가 되지만 집에만 틀어박혀 있으면 비타민D결핍증이 갈수록 심해져서 근력 역시 더욱 약해지고, 필연적으로 넘어지기 쉬운 몸 상태가 된다.

현실적으로, 어르신들이 넘어져서 골절되는 사례 중 대부분은 밖을 걷고 있을 때가 아니라 실내에 있을 때 발생한다. 노인 자신이나 그 가족들은 몸을 위한답시고 움직임을 최소화하며 생활하겠지만, 그것은 '자리보전'이라는 결과를 가져올 뿐이다.

억지로 산책을 하고 운동하라는 말이 아니다. 만일 신체적으로 불편한 분이라면 햇빛이 좋은 시간대에 휠체어를 타고 나가 가족과 함께 느긋하게 시간을 보내는 것만으로도 상황은 크게 달라진다. 환자

본인의 기분이 좋아지고 활력이 생기는 것은 물론이고, 여기에 재활 훈련까지 착실히 해나간다면 그야말로 일거양득이다.

만약 자신이 현재 그 같은 상황이거나 혹은 연령상 슬슬 건강 상태가 신경 쓰이는 사람이라면 햇빛이 내리쬐는 마당이나 공원에서 활기차게 뛰어노는 아이들의 모습을 떠올려라. 뼈가 쑥쑥 성장하는 시기의 아이들은 적극적으로 햇빛을 쬐고 부지런히 몸을 움직인다. 그리고 그 같은 행동패턴은 70대, 80대인 사람들이 지금 당장에라도 따라해야 할 참고서다.

반복해 말하지만, 노후를 자리에 누워 지내는 비극을 피하고 건강을 되찾기 위해서는 햇빛을 쬐어 몸속에 비타민D를 축적하는 것이 필수다. 골다공증에 걸렸다고 해서 골절이 무서워 움직이기를 포기해서는 안 된다. 오히려 햇빛을 쬐는 시간을 늘리고 가능한 범위 내에서 몸을 움직이자.

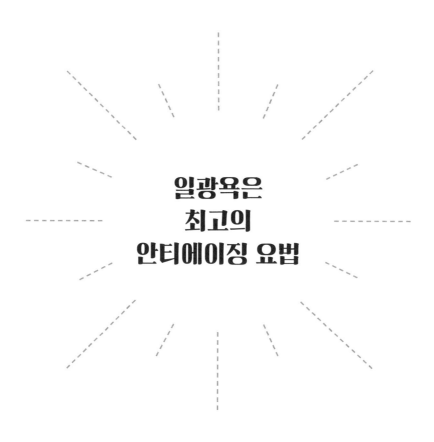

일광욕은
최고의
안티에이징 요법

　요즘 안티에이징(항노화)이 대세다. 의식주는 물론이고 미용, 각종 산업분야에서 안티에이징을 빼면 장사가 안 될 정도다. 그런데 나는 근본적으로 그 정의가 잘못되지 않았나 생각한다.

　인간은 누구나 늙고 언젠가는 죽는다. 이것은 거역할 수 없는 현실이다. 그런데 요즘 안티에이징 산업은 아무리 나이가 들어도 젊었을 적의 팽팽하고 윤기 있는 피부를 유지하는 데에만 주안점을 두고 있다. 겉모습만 젊어서는 아무 의미가 없는데도 말이다.

제 나이보다 젊어 보이면 일시적으로는 행복할지 모른다. 하지만 미용, 미백 등 겉모습을 아름답고 젊게 지키기 위한 안티에이징에만 신경을 쓴다면 고운 피부를 얻는 대신 몸속이 현저하게 노화될 위험성이 크다.

5년 뒤에 그 피부가 그대로 유지되리란 보장은 없다. 확실한 것은 검버섯이나 주름을 걱정해 자외선으로부터 도망치는 생활을 하다간 지금껏 설명했던 대로 비타민D결핍 상태에 빠져 결국 뼈와 근육이 눈에 띄게 쇠약해질 것이다. 또한 그 사실을 깨닫지 못하고 계속 자외선을 피해 살면 늙어서 자리보전하게 되는 공포가 현실로 나타날 수 있다.

진정한 안티에이징이란 주름이 생기든 검버섯이 생기든 몸 곳곳의 기능이 '진짜 건강한' 상태를 유지하는 것이다. 겉모습과는 상관이 없다. 5년 뒤, 10년 뒤에도 젊게 살기 위해 지금 당장 할 수 있는 무언가를 진지하게 고민하는 것이 안티에이징을 위해 무엇보다 중요하다.

누구에게나 노화는 두려운 현상이다. 노화의 끝에는 죽음이 기다리고 있으니 당연하다. 하지만 피할 수 없는 일은 받아들이는 것이 자연의 섭리다.

60대에 40대처럼 보이는 일이 그리도 중요한가? 60대 나름의 아름다움, 70대만의 아름다움도 있는 법이니 건강을 고려하면서 자기 나이에 맞는 아름다움을 추구해야 한다. 40대 피부를 유지하겠다고 자외선을 거부하고, 그 결과 인체가 필요로 하는 비타민D를 제공하지 못한다면 아마도 50대, 60대는 건너뛰고 단숨에 70대의 몸으로 늙어버릴 것이다.

한순간에 늙어버렸다는 동화 속 주인공이 젊음을 되찾기 위한 마법을 쓰려면 그만큼의 위험 부담을 감수해야 한다. 꿈에서 깨어나 실망하기보다는 오늘의 아름다움과 내일의 건강을 만드는 일광욕을 즐기는 것이 훨씬 더 인생을 멋지고 활기차게 사는 방법이다.

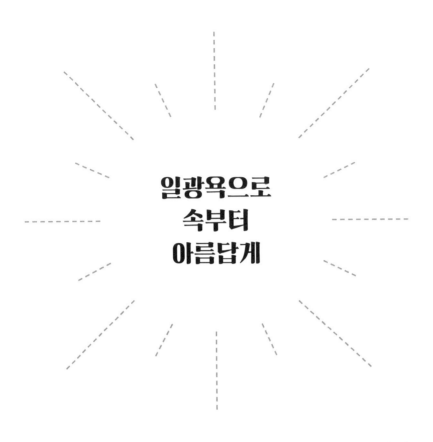

일광욕으로
속부터
아름답게

　미용에 많은 신경을 쓰는 여성일수록 햇빛을 적대시하는 경향이 있는데, 알고 보면 햇빛은 미용에 꼭 필요한 요소이다. 왜냐하면 여성 특유의 '아름다워지기 위한 호르몬', 즉 각종 여성호르몬의 분비에 깊이 관여하기 때문이다. 또 내분비계를 지배하고 관리하는 자율신경 자체가 햇빛과 직접 연관돼 있다.

　햇빛을 정기적으로 충분히 쬐면 여성호르몬의 분비가 왕성해져 여성만의 독특한 아름다움을 끌어내고 동시에 회춘 효과도 촉진한다.

흔히 '사랑을 하면 예뻐진다', '스트레스로 피부가 거칠어졌다' 등의 이야기를 하는데 이런 현상은 단순히 기분 탓이 아니라 자율신경과 내분비계의 영향을 받아 실제로 일어나는 현상이다. 즉 아름다워지기 위한 최대 비결은 여성호르몬을 분비하는 내분비계의 기능을 개선하는 데 있으며, 이것 없이는 아무리 뛰어난 미용법을 시술하더라도 기대만큼의 효과는 얻을 수 없다.

햇빛에는 살균 작용과 소염 작용이 있어서 빨갛게 염증이 난 여드름을 진정시키고, 피지선의 분비를 정상화해 다시 여드름이 나는 것을 억제한다. 자외선이 피부에 나쁘다는 인상이 너무 강해서 내 말을 곧이 듣지 않은 사람이 많겠지만, 실제로 햇빛에는 문제성 피부를 정상으로 되돌리는 힘이 있다.

또한 피부 모세혈관의 혈류를 개선하고 피지선과 땀샘의 작용을 활성화해 피부의 대사기능을 향상시킴으로써 피부를 싱싱하고 윤기 있게 만든다. 기저세포의 세포분열을 활성화하기 때문에 노화된 각질은 자연히 떨어져 나가(자연의 필링 효과) 결이 고운 피부를 형성한다. 화장품이나 미용수를 써서 이런 효과를 내려는 사람이 많은데, 적당히 햇빛을 쬐기만 하면 돈 한 푼 안 들이고도 실현할 수 있다.

그 밖에도 햇빛은 '광회복' 효과를 통해 손상된 세포를 회복시켜 피부세포 전체를 젊게 만들고 콜라겐과 엘라스틴, 히알루론산 같은 피부 내 물질의 생성을 돕는다. 그리고 얼굴표정근의 근력 재생을 촉진해서 근력 저하로 생기는 주름이나 근육처짐도 방지한다.

이처럼 햇빛은 전신미용의 근본이며, 기타 미용법의 토대이기도 하다. 미백과 같은 겉치레식 아름다움과 달리 속에서부터 아름다움을 실현한다. 게다가 이 책에서 소개한 다른 장점들도 충분히 누릴 수 있으니, 무턱대고 자외선을 차단하기보다는 일단 조금씩이라도 햇빛을 쬐어보도록 하자.

자외선의 단점만 생각해 두려워하는 동안, 어쩌면 당신은 진정한 의미에서의 아름다워질 기회를 놓치고 있는지도 모른다.

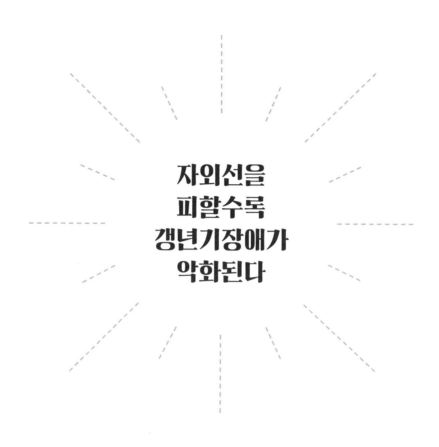

자외선을
피할수록
갱년기장애가
악화된다

40대, 50대 여성이 피해 갈 수 없는 것이 갱년기장애다.

여성은 폐경기 전후가 되면 난소의 기능이 저하되어 여성호르몬의 일종인 난포호르몬의 분비량이 감소한다. 이것이 원인이 되어 생기는 심신의 부조(不調)를 갱년기장애라고 한다. 간단하게 말하면, 노화 현상에 따른 호르몬 작용의 쇠퇴가 갱년기장애의 원인이다.

우리는 생물이라서 나이를 먹으면서 생기는 신체 변화를 피할 수 없다. 다만 생활습관을 바꾸면 증상을 가볍게 할 수는 있다. 실제로 갱년기장애를 비교적 가볍게 지나갔다는 여성들을 관찰해보면 매일 출퇴근을 하거나 실외 스포츠를 즐기는 여성들이 대부분이다. 즉 집 밖으로 나와서 활발하게 활동하는 여성은 갱년기장애로 받는 고통의 정도나 비율이 비교적 낮다.

햇빛에는 갱년기의 내분비계 혼란을 바로잡는 효과가 있다. 아침마다 출근을 하거나 주말에 야외에서 스포츠를 즐기면서 햇빛을 듬뿍 쬐는 여성들의 갱년기장애 증상이 비교적 가볍다는 사실이 그것을 증명한다. 최근에는 남성도 갱년기장애를 겪는다고 밝혀졌는데, 생활환경의 변화의 측면에서 본다면 실내에서 활동하는 시간이 급격하게 늘어난 남성에게 갱년기장애가 찾아오는 것은 어쩌면 당연한 일이다.

이러한 사실을 종합하면, 갱년기장애를 심하게 겪는 사람들 대다수는 집 안에서 생활하는 전업주부들이란 소리가 된다. 이들은 오랜 세월 동안 살림을 하고 가족을 뒷바라지하는 것을 보람으로 여기다가 아이들이 다 자라서 독립해 나가는 시기가 되면 쓸쓸해한다. 혹자는 "그쯤 되면 자유시간을 맘껏 즐길 수 있지 않느냐"고 할 것이다. 하지만 정작 전업주부들은 무척 허전해하면서, 갑자기 생긴 여유를 어떻게 보내야 할지 몰라 방황하기 일쑤다. 이 시기가 대부분 50대 전후인데, 이런 심적 상태가 갱년기장애의 증상을 악화시키기도 한다.

집 안에서 소극적으로만 지내면 갱년기 증상은 더 심해지고, 반대로 밖으로 나가 활기차게 시간을 보내면 그만큼 기분이 가벼워진다. 내분비계만이 아니라 자율신경의 혼란까지 바로잡는 햇빛을 많이 쬘수록 심적 장애도 가벼워진다. 안면홍조증이나 정서불안 때문에 외출을 꺼리는 여성들은 집에만 틀어박혀 있을수록 역효과가 난다는 것을 알아야 한다.

최초의 한 걸음은 괴로울지 모르나 자주 밖으로 나가서 햇빛을 쬐다 보면 서서히 증상이 개선될 것이다. 특히 봄과 가을은 증상의 경중에 상관없이 햇빛을 받고 바깥 공기를 쐬면서 기분 좋게 야외활동을 할 수 있는 계절이다. 그렇게 자연과 접하며 생활하면 갱년기 증상을 가볍게 넘길 수 있다.

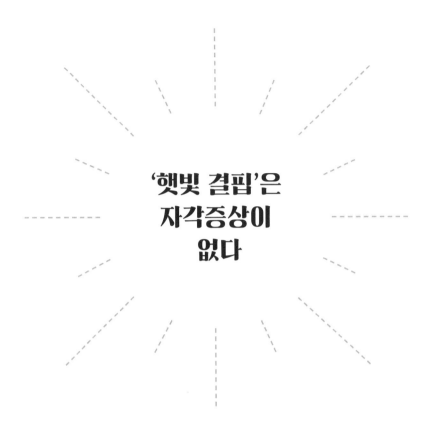

'햇빛 결핍'은 자각증상이 없다

여기까지 읽었다면 일광욕이 왜 중요하고 햇빛을 차단하는 것이 얼마나 어리석은 짓인지 이해했을 것이다. 뒤집어 말하면, 이 정도로 지면을 할애해서 설명해야만 사람들을 납득시킬 수 있다는 얘기인데, 체내에서 비타민D가 생성된다는 이론은 눈에 안 보이는 현상이니 믿지 않는다 해도 별 도리가 없다.

사람은 배가 고프면 무언가를 먹고 싶어 한다. 목이 마르면 물을 마신다. 호흡을 하다가 숨을 쉬지 않으면 불과 몇 분 안에 죽는다. 이처럼 자각증상이 있으면 적절히 대처할 수 있다. 질병이나 부상 역시 마찬가지다. 피가 줄줄 흐르면 허둥지둥 지혈할 테고, 또 병이 나기 전에 우리 몸은 격렬한 통증으로 경고도 해준다. 감기에 걸리면 고열로 몸의 이상을 알려주기 때문에 어떤 식으로든 치료를 해 더는 병이 악화되지 않도록 돌본다.

하지만 '내 몸에 햇빛이 부족해'라고 실감하는 사람은 거의 없을 것이다. 물이나 산소와 달리, 햇빛이 부족하다고 해서 당장 몸에 비정상적인 반응이나 자각증상이 나타나는 것도 아니어서 위기감을 느끼지 못한다. 실제로 체내에서 비타민D의 생성량이 줄고 온갖 비정상적인 반응이 일어나도 느껴지는 증상이나 통증이 없다. 결과적으로 아래의 표처럼 커다란 부상을 당한 다음에야 비로소 깨닫게 된다.

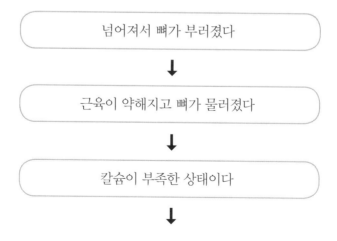

그 원인은 비타민D의 부족에 있었다

왜냐하면 햇빛을 보는 시간이 적었기 때문이다

　햇빛 결핍은 자각증상이 없으니 스스로 햇빛 쬐기를 의식하며 생활하는 수밖에 없다. 예를 들어 골프를 치러 간다고 하자. 오랜 시간을 햇빛 아래에서 보낼 예정이지만, 일부러 카트에 타지 않고 걸어서 필드를 돈다면 더욱 좋은 효과를 기대할 수 있다. 어디든 항상 지하철로 이동하는 사람이라면 이동수단을 버스로 바꿔보면 어떨까? 건물에서 버스 정류장까지 걸어가는 동안 확실하게 햇빛을 쬘 수 있고, 시간에 여유가 있다면 한두 정거장 미리 내려서 목적지까지 남은 거리를 걸어서 이동할 수도 있다. 가까운 슈퍼마켓에 차를 타고 가서 장을 보는 주부라면 가끔은 기분전환 겸 걸어가는 방법을 추천한다.

　최근 햇빛이 모자랐다는 생각이 든다면 이런 기회들을 꾸준히 만들어 활용해보자. 그런 노력이 계속 쌓이다 보면 비타민D결핍을 피할 수 있고, 살짝 넘어졌는데도 크게 다치는 사고를 방지할 수 있다.

　'걸어다니다가 열중증에 걸리면 어쩌지'라고 걱정하는 사람이 있을지도 모른다. 실제로 열중증이 뉴스에서 대대적으로 보도된 이후로 짧은 거리도 택시를 이용하는 승객이 급증했다고 한다. 평소 걸어다니던 사람들이 열중증을 피하고자 택시를 잡아탔기 때문이다. 하지만 일광욕을 정기적으로 계속 하면 그런 걱정도 자연스레 해소된다.

다음 장에서는 이와 관련된 인체현상을 설명하면서 현대인의 가장 절실한 고민거리인 '현대병'을 중심으로 그 원인과 예방법을 설명하겠다.

PART 4

일광욕으로 '현대병'을 예방하고 치유한다

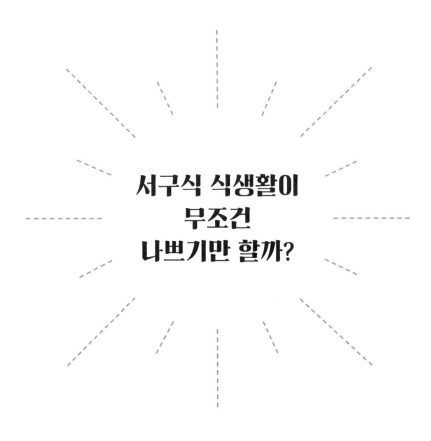

서구식 식생활이
무조건
나쁘기만 할까?

2차 대전 이후 사회 전반에 새롭게 퍼진 질병에 관해 일본의 많은 전문가들은 이렇게 입을 모은다.

"이 현상은 식생활이 서구화되면서 나타났다."

분명 일본인의 식생활은 2차 대전 전과 비교해서 크게 달라졌다. 그리고 새롭게 퍼진 질병들이 대부분 서구에 만연해 있는 것들로 서구식 식생활과 질병 사이에 모종의 인과관계가 있을지도 모른다는 주장은 일리가 있어 보인다.

그런데 과연 서구식 식단 하나에만 모든 죄를 물어도 될까? 2차 대전이 끝난 지 이미 70년 가까이 흘렀다. 이 정도 시간이면 '서구화'란 말 자체가 어색할 만큼 일본인의 식생활로 정착되었다고 보는 편이 타당하다.

2차 대전 이후에 태어난 사람들, 특히 70년대 이후에 태어난 사람들은 과거 2차 대전 이전의 식생활과는 아무런 관련 없이 자랐다. 날 때부터 줄곧 서구화된 식생활을 접해왔으니 '서구식 식단이 나쁘다'라는 충고를 귀에 못이 박히도록 들어도 어찌할 도리가 없다.

그런데 이상하다. '모든 원흉이 서구화된 식사에 있다'면서 왜 사람들은 2차 대전 이전의 식생활로 돌아가지 않을까? 그 이유는, 서구화된 식생활의 공과를 따질 때 '공'이 더 크기 때문이다. 실제로 식생활이 변화하면서 국민들의 체격은 매우 좋아졌다. 영양 상태도 훨씬 나아졌다. 무엇보다 고기를 먹는 습관이 정착된 영향이 크다.

이런 점들을 종합해보면, 원인이 불분명한 질병과 관련해서 서구화된 식습관을 범인으로 모는 것은 서구식 식생활 입장에서 보면 억울한 면이 있다. 물론 인과관계가 성립되는 증상도 있지만, 식습관 하나 때문에 병에 걸릴 리가 없다. 내 생각에는, 식습관보다는 오히려 과학의 발전에 지나치게 의존하는 생활이 현대인의 건강에 큰 영향을 주고 있는 것 같다.

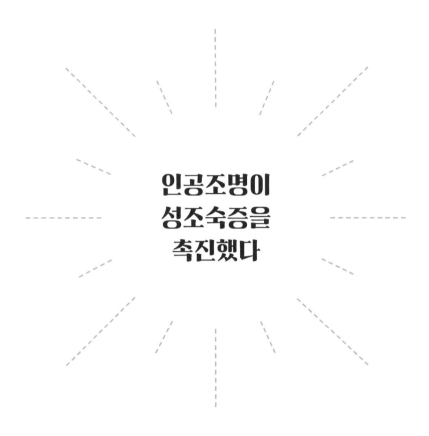

인공조명이
성조숙증을
촉진했다

인간이 이뤄온 문명 중에서 생활을 가장 크게 변화시킨 것을 꼽으라면 단연 인공조명을 선택할 것이다. 지금으로부터 100년도 더 전에 에디슨이 전구를 발명한 이래로 인공조명은 엄청난 기세로 발달, 보급되었다. 그 결과 인류는 밤에도 빛을 손에 넣게 되었다.

처음에는 정말로 편리했으리라. 낮이건 밤이건 집 안을 환하게 밝힐 수 있으니, 그전에는 어두워지면 잘 수밖에 없었던 밤에도 업무를 보고 책을 읽을 수 있게 되었다. 그러면서 부지런한 사람은 더 많은 작업과 연구를 진척시킬 수 있었다.

어느덧 집 안뿐만 아니라 거리에도 네온의 빛이 흘러넘치게 되어 현대 도시의 밤은 마치 불야성처럼 화려한 조명으로 휘황찬란하다. 밤낮 상관없이 즐길 수 있게 되었으니 좋은 의미에서든 나쁜 의미에서든 인간의 생활양식은 크게 바뀌었다. 인공조명이 보급되기 전에 인류는 해가 뜰 무렵에 일어나고 해가 지면 집으로 돌아가는 규칙적인 생활을 했었다. 그렇게 생활해온 덕분에 인간의 체내시계도 완성되었으리라.

얼마 전, 오랫동안 새벽의 정보 프로그램을 진행하던 여성 아나운서가 하차하면서 이런 얘기를 했다.

"아침 햇빛에 눈을 뜨는 생활을 하면서 천천히 나 자신을 돌아보고 싶습니다."

들자 하니, 그녀는 새벽 5시 반부터 시작하는 생방송을 진행하기 위해 매일 새벽 2시에 일어났다고 한다. 오랫동안 진행해온 프로그램을 그만두면서 이렇게 말했다는 것은 아직 어두울 때 출근하는 생활방식이 육체적으로나 정신적으로 부담이 컸다는 뜻이 아닐까.

인공조명이 보급되면서 사람들은 "실내에 있으면 24시간 온종일 밝다. 우리는 인공 태양을 손에 넣었다!"라고 착각하고 있다. 그렇게 믿고 싶은 마음이야 이해하지만 그 생각은 근본적으로 틀렸다. 왜냐하면 인공조명은 '얼마나 효율적으로 그리고 얼마나 싼 값에 빛을 재현할 수 있느냐'에 주력해서 발전해왔을 뿐 햇빛의 유익함까지 모방하지는 못했기 때문이다.

형광등은 바로 그러한 흐름 속에서 보급되었다. 에디슨이 발명한 전구(백열등)는 적외선 방사로 말미암은 열에너지의 손실 때문에 지속 시간이 짧다는 단점이 있었다. 이를 보완하기 위해 수은 방전으로 생긴 자외선이 형광물질을 만나면 가시광선이 되는 원리로 만든 것이 형광등이다. 단, 밤에도 '태양 같은' 빛을 손에 넣게 됐지만, 햇빛을 쬐어서 얻을 수 있는 혜택은 아무것도 얻지 못했다.

이와 관련해 최근 다양한 연구가 진행 중이다. 이 연구들에서 자주 거론되는 내용인데, 어릴 때 인공조명에 장시간 노출되면 생식샘[生殖腺]의 성숙을 억제하는 멜라토닌(송과체호르몬)[11]의 분비가 억제되어 성조숙증이 촉진되는 경향이 있다고 한다. 예전에 '일조 시간이 긴 지역에 사는 아이는 조숙하다'는 말이 있었는데, 요즘에는 인공조명 탓에 지역 차 없이 성조숙증이 진행되고 있는 것이다. 과거에는 '서구화된 식생활로 성장이 빨라져서 옛날보다 초경 연령이 낮아졌다'고 생각했지만, 사실은 집에서건 학교에서건 항상 형광등 불빛 아래에서 생활하는 습관이 영향을 미친 결과이다.

---

11 송과선에서 생성, 분비되는 호르몬으로 밤과 낮의 길이나 계절에 따른 일조 시간의 변화 등과 같은 광주기를 감지하여 생식활동의 일주성, 연주성 등 생체리듬에 관여한다. 인체에서는 생식선자극호르몬의 분비를 억제하는 작용을 하는 것으로 추정된다.

욱하는 성격은
비타민D결핍이
원인이다

요즘 젊은이들은 '욱하는' 경향이 있다. 항상 예민하고, 가시를 세우고 있다가 별것도 아닌 일에 금세 화를 낸다. 그리고 감정을 제대로 조절하지 못한다. 문제는 이런 성향의 젊은이가 늘고 있다는 것이다. 단지 감정 조절이 잘 안 되는 정도에서 그치면 그나마 괜찮은데, 사람을 죽이거나 흉악범죄를 일으키는 경우도 급증하고 있으니 이제는 간과할 수 없는 사회문제가 되었다.

'칼슘이 부족하면 화를 잘 내게 된다'는 정설이 있다. 그렇다면 욱하는 성향의 젊은이들에게 칼슘보충제를 주면 성향이 호전될까? 아니다. 그리 간단히 해결될 문제였으면 이렇게까지 심각한 사회문제로 발전하지도 않았을 것이다.

칼슘 부족이 욱하는 성격에 영향을 미치는 것은 분명한 사실이지만, 그 원인을 캐다 보면 이 역시 낮 동안에 햇빛을 쬐지 않고 인공조명 밑에서 생활하는 현실과 맞닿게 된다.

여러 차례 말했듯이 자외선을 충분히 쬐면 체내에서 비타민D가 생성된다. 비타민D는 소장 점막의 상피세포에 작용해서 칼슘의 흡수에 꼭 필요한 칼슘결합단백질을 생성한다. 그런데 햇빛을 쬐지 않고 생활을 하면 필연적으로 비타민D가 결핍되어 칼슘결합단백질도 만들지 못하게 된다.

이것은 아무리 식사나 정제로 칼슘을 섭취해도 체내로 칼슘이 흡수되지 않는다는 뜻이다. 체내에 충분한 칼슘이 있더라도 칼슘결합단백질이 충분치 않으니 몸은 '칼슘이 부족하다'라고 판단해서 칼슘의 저장고인 뼈에서 자꾸자꾸 칼슘을 빼내 세포 내로 방출해버린다. 그 결과 세포 내 칼슘 농도가 상승하면서 항상 일정해야 할 혈중 칼슘의 균형이 깨져버린다. 한편 뼈에서는 칼슘이 계속 빠져나오기 때문에 골다공증이나 골연화증 등이 일어나기 쉽다. 이를 두고 '칼슘 패러독스'라고 한다. 당연히 혈액순환에 악영향을 끼쳐서 고혈압이나 동맥경화로 이어진다. 또 여분의 칼슘이 본래 존재해서는 안 될 조직에까지 혈액을 타고 운반되어 흡착, 석회화할 우려도 있다.

즉 비타민D가 부족하면 온갖 무서운 질병이 생길 가능성이 높아진다. 실제로 당뇨병이나 감염증, 면역 이상, 악성종양 같은 질병의 위험인자로서 '칼슘 패러독스'가 거론되고 있다.

젊은이들의 은둔형 외톨이가 문제시되는가 하면, 그와는 반대로 밤거리를 배회하며 소란을 피우는 청소년들의 모습도 전혀 줄지 않고 있다. 행동 자체는 정반대이지만, 둘 다 낮 동안에 제대로 햇빛을 쬐지 못하고 인공조명 아래에서 생활한다는 공통점이 있다. 햇빛을 쬐지 못하면 당연히 비타민D결핍 경향을 보인다.

인공조명은 성조숙증 외에도 스트레스의 원인이 된다(자세한 메커니즘은 102~104쪽에). 즉 햇빛을 쬐지 않고 생활해온 젊은이에게는 '욱하는' 원인을 만드는 요소가 많다는 뜻이다. 본인 자신도 이유를 모른 채 감정이 제대로 조절되지 않고, 심해지면 인간관계마저 악화되니 안타까운 일이다.

어쩌면 젊은이들이 저지르는 흉악범죄는 '태양 아래에서 마음껏 뛰어노는 일조차 허락받지 못한 채 자라난 아이들의 건강이 위험 수위에 이르렀다'는 경고인지도 모른다. 이유 없는 반항이나 반사회적 행위처럼 보이지만 사실은 무의식적으로 세상에 그리고 어른들에게 필사적으로 보내는 신호일 수도 있다.

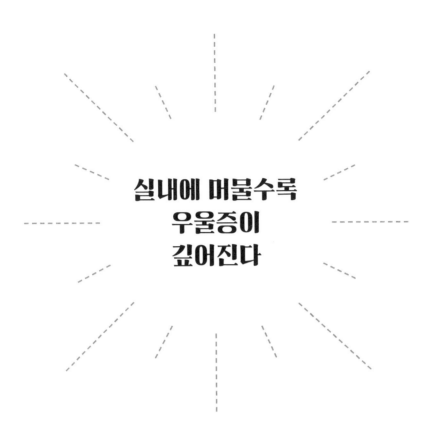

실내에 머물수록
우울증이
깊어진다

'인공조명은 스트레스를 유발한다'라는 주장이 있다.

98쪽에서 멜라토닌에 관해서 잠깐 언급했는데, 멜라토닌은 성조숙증뿐만 아니라 생체리듬에도 깊이 관여한다. 인공조명 환경에서 장시간 머무르면 멜라토닌이 뇌하수체에서 부신피질자극호르몬의 분비를 촉진해 스트레스호르몬이라 불리는 부신피질호르몬의 분비량을 상승시킨다. 또한 교감신경계를 자극해서 아드레날린이나 노르아드레날린의 분비도 촉진한다.

햇빛을 충분히 쬐면 멜라토닌의 분비를 억제하는 데 아무런 문제가 없다. 하지만 우리가 주로 생활하는 인공조명의 밝기는 멜라토닌의 분비를 억제하기에는 턱없이 부족하다. 적어도 그보다 3~4배 정도 빛이 밝아야 멜라토닌의 분비가 억제되면서 건강한 생활을 할 수 있다.

이렇듯 방에 틀어박혀 있으면 자기도 모르는 사이에 스트레스가 쌓인다. 그리고 아드레날린 등이 분비되면서 감정이 불안정해진다. 이는 사회문제화되고 있는 자살이나 우울증으로도 연결된다. 실제로 일조 시간이 적은 지역일수록 자살률이 높다는 통계도 있으니, 현재 햇빛 쬐는 시간이 줄어든 상태라면 자신의 정신건강을 점검해볼 것을 권한다.

우울증은 햇빛과 깊은 연관이 있다. '우울증의 일내변동(日內變動)'이라는 현상이 있는데, 오전 중에는 우울감이 심하지만 오후가 될수록 증상이 가벼워진다는 사실이 확인되었다. 또 매년 겨울이 되면 으레 우울증에 걸리지만 봄이 되면 저절로 치유되는 계절성 우울증(겨울철 우울증) 환자도 늘어나고 있다. 이는 햇빛이 세로토닌의 분비를 촉진해서 만들어내는 일내(日內) 리듬이나 계절성 리듬과 관련이 있다. 실제로 계절성 우울증을 치료하는 가장 효과적인 방법은 봄볕에 가까운 빛을 재현해 세로토닌의 분비량 증가를 유도함으로써 생체리듬을 정상화하는 것이라고 한다.

햇빛에는 인간의 희로애락을 조정하는 힘이 있다. 멜라토닌과 세로토닌이 균형을 이루면 극단적인 감정의 기복이 완화되어 평온한 나날을 보낼 수 있다. 봄볕을 쬐면 마음이 편해지면서 기분이 상쾌해지는 것도 바로 그런 원리 때문이다.

요즘 세상은 한 발자국만 밖으로 나가도 스트레스 천지인 갑갑한 사회인 건 분명하다. 그렇다고 해서 외출을 포기한다면 스트레스로부터 자유로워지려다가 도리어 스트레스의 바다에 몸을 던지는 꼴이 되고 만다.

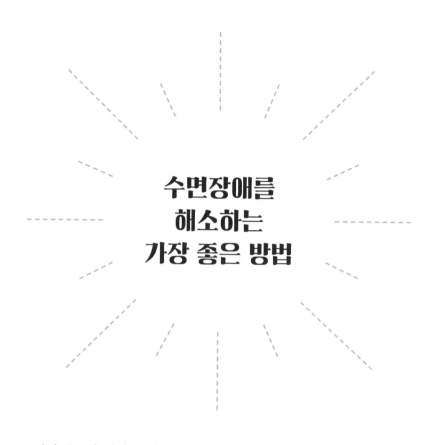

수면장애를
해소하는
가장 좋은 방법

우울증보다 환자 증가율이 높은 질환이 수면장애다. 한 조사에 따르면 성인의 약 20%, 고령자 중에서는 무려 30%의 사람들이 수면장애로 고통받고 있다고 한다.

수면장애는 크게 네 가지로 나뉜다. 잠자리에 들어서 잠이 들 때까지 오랜 시간이 걸리는 입면장애, 자다가 깨서 좀처럼 다시 잠들지 못하는 중도각성, 평소의 기상 시각보다 빨리 잠이 깨는 조조각성, 잠은 잤지만 잔 것 같지 않은 숙면장애가 있다. 이 중에서 조조각성은 고령자에게 흔히 나타나며, 사람에 따라 여러 유형이 복합적으로 나타나는 경우도 있다.

병원에 가면 수면장애를 해결하는 방법의 하나로 수면제를 처방하는 경우가 많은데, 그리 좋은 방법이 아니다. '약이 없으면 잠을 잘 수 없다'라는 새로운 불안감을 형성해 약물에 의존하게끔 만들기 때문이다.

수면장애 역시 인공조명의 발달로 자연광에 노출되는 시간이 적어진 현실이 큰 영향을 미쳤다고 본다. 다들 잘 알고 있겠지만 인간에게는 '체내시계'란 것이 있다. 체내시계는 인간뿐만 아니라 지구상의 모든 생물이 갖고 있는데, 체내시계가 만들어내는 생체리듬이 무너지면 수면장애 등을 유발한다. 그러므로 아침 햇빛을 받아 깨어나는 생활을 함으로써 체내시계를 원래 상태로 되돌리는 것이 수면장애를 해결하는 가장 안전한 방법이다.

그 원리는 이렇다. 아침에 햇빛이 눈으로 들어오면 그 에너지의 일부가 체내시계 중추인 시상하부의 시교차상핵[12]을 거쳐 척수에 도달

---

12 좌우 눈의 신경이 교차하는 곳의 조금 위쪽에 있는 신경핵(중추신경 속에서 신경세포가 모여서 국한된 세포 집단을 이루고 있는 부분)으로, 빛을 느끼고 반응하는 부분이다.
13 경신경절(頸神經節)에 있는 상·중·하의 3신경절 중 하나로 제2경추, 제3경추 높이에 있다. 내외경동맥을 따라 두부(頭部)에 널리 분포하는 교감신경 가지가 나와 있다.
14 좌우 대뇌 반구 사이 셋째 뇌실의 뒷부분에 있는 솔방울 모양의 내분비기관. 생식샘자극호르몬을 억제하는 멜라토닌을 만들어낸다.

하고, 여기서 다시 상경신경절(上頸神經節, superior cervical ganglion)[13]을 경유해서 송과체(松果體)[14]로 전달돼 멜라토닌의 분비를 억제한다. 그러면 생체리듬에 각성 스위치가 켜지면서 체온과 혈압, 심박, 소변량, 호르몬, 효소, 식욕, 자율신경계 같은 생명현상의 리듬이 낮 동안의 활동에 적합한 상태로 바뀐다. 그러다가 날이 저물어 어두워지면 광 자극이 사라지고 멜라토닌의 분비가 늘어나 생체리듬은 수면이나 휴식에 적합하도록 느긋한 상태가 된다.

참고로, 이 생체리듬 체계는 전맹(全盲)인 사람에게도 있다고 확인되었으며, 피부에 태양광선을 감지하는 센서가 존재한다는 사실도 밝혀졌다. 주로 밤 근무를 해 도저히 태양의 움직임과 흐름이 같은 생활이 어려운 경우도 있겠지만(고령자는 체내시계의 중추기능이 저하된 경우도 있다), 인간이 원래 활동하던 리듬으로 체내시계를 되돌린다면 수면장애가 크게 개선될 수 있다. 체내시계를 정상화하는 데서 그치지 않고 운동량도 함께 늘린다면 밤에 푹 자는 것은 걱정하지 않아도 될 것이다. 그 영향으로 생체리듬이 더더욱 빨리 정상화되는 것은 당연한 일이다.

최신 연구 결과에 따르면, 수면장애가 있는 사람은 통상적인 수면시간을 유지하는 사람에 비해 일찍 죽는다고 한다. 문명의 진화로 망가져버린 체내시계를 원래대로 되돌리는 방법은 태양의 힘을 빌리는 것 말고는 없다. 이번 기회에 꼭 도전해보라.

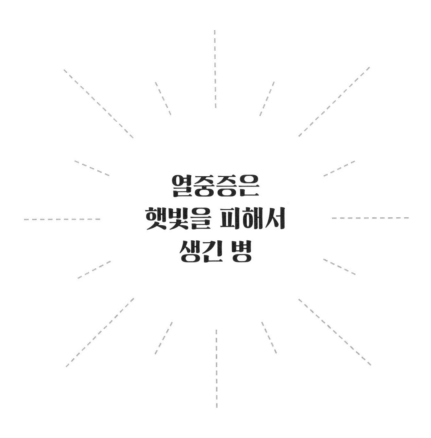

열중증은
햇빛을 피해서
생긴 병

최근 수십 년 동안 과학기술은 비약적으로 진보했다. 그 덕분에 각종 첨단 도구들이 생겨나 인간의 생활은 편안하고 편리해졌다. 하지만 그중에는 인체에 나쁜 영향을 준 도구도 있다.

예를 들면, 에어컨이 그렇다. 에어컨이 있어서 아무리 더운 날에도 쾌적한 실내에서 생활할 수 있게 되었지만, 그 영향으로 본래 인체가 가진 체온을 조절하는 능력이 점차 퇴보한 것이 사실이다.

과거 사람들이 에어컨 같은 냉방기구 없이도 여름을 날 수 있었던 이유는 바로 체온 조절 능력 덕분이었다. 그런데 에어컨으로 간단히 몸의 열을 식혀 버릇하다 보니 우리 몸은 스스로 체온을 조절하는 기능을 예전만큼 사용하지 않게 되었고, 심한 경우에는 그런 기능이 우리 몸에 있다는 사실조차 잊어버리게 되었다. 몸이 완벽히 게을러진 것이다.

더 큰 문제는 그다음이다. 갑자기 체온을 조절해야 할 상황이 닥쳤을 때 재빨리 대응하지 못하게 된다. 이것은 일주일 동안 원 없이 놀다가 다시 일이나 공부를 하려고 하면 좀처럼 손에 잡히지 않는 것과 같은 현상이다. 몸의 기능도 지속적으로 사용하면 정상적으로 기능하지만, 한동안 사용하지 않고 놔두면 당연히 퇴보하게 된다. 그 두드러진 예가 열중증이다.

냉방을 일절 하지 말라는 말이 아니다. 문명의 이기를 현명하게 사용하면서 자연과도 교류한다면 선천적인 인체의 기능을 유지할 수 있다. 어떤 환경에서도 적응할 수 있는 힘이 인체에 있기 때문이다.

열중증이 두려운 나머지 쾌적한 생활을 누리겠다며 외출하지 않고 집 안에만 틀어박혀 지내는 것은 본래 살아가는 데 필요한 기능을 스스로 '방기'하는 격이니, 열중증이야말로 문명에 지나치게 의존한 탓에 야기된 '문명병'이라고 해도 틀린 말이 아니다.

그러니 덥다고 실내에 있는 것보다는 아무리 더운 날이라도 밖에 나가 활동해보자. 발한 작용으로 체온이 조절될 것이다. 그 경험이 쌓일수록 적응력이 점점 더 강해져서 결국 체온 조절 능력이 제 기능을 발휘하게 된다.

체온보다 기온이 높은 날까지 밖에 나가서 활동하라고 추천할 수는 없지만, 자신의 컨디션을 살펴서 점차 폭염에 몸을 적응시켜 나간다면 열중증을 두려워할 필요는 없어진다.

이때 격렬한 운동은 위험하지만, 천천히 걷기만 해도 몸은 더위에 적응한다. 아무리 체온 조절 기능이 쇠퇴한 상태라 하더라도 사나흘만 밖에서 천천히 산책하듯 걷다 보면 더위에 적응하게 된다.

열중증엔
수분 보충이 최고?

뉴스나 일기예보 등에서는 '열중증에 걸리지 않으려면 수분을 자주 보충하라'고 말한다. 그런데 단지 수분만 보충해서는 열중증에 대비할 수 없다. 대량으로 땀을 흘리면 체내 염분도 함께 소실되는데, 물만 마시면 혈중 염분 농도가 더욱 떨어지는 악순환에 빠질 수 있기 때문이다. 그러니 '물을 자주 마시고 염분도 보충'해야 위험한 상황을 피할 수 있다.

고형 소금을 조금씩 핥아 먹으며 수분을 보충하는 것이 가장 이상적인 방법이지만, 그것이 무리라면 스포츠드링크를 마시는 것만으로도 충분히 열중증에 대비할 수 있다. 이때 성분표를 반드시 확인해서 염분이 제대로 들어 있는 상품인지 아닌지를 확인해야 한다.

열중증 소동으로 태양이 미움을 받는 상황이 됐지만 진짜 원인은 에어컨이라는 문명에 흠뻑 젖은 나머지 본래 인체가 가진 기능을 활용하지 않는 우리의 생활습관에 있다. 방에만 틀어박혀 지내는 생활을 계속하면 몸을 망가뜨리는 현상들이 연쇄반응처럼 일어날 위험성이 있다. 또한 이런 일이 극한까지 계속되다 보면 나중에는 밖에 나가고 싶어도 못 나가게 되는 무서운 현실과 맞닥뜨리게 될지도 모른다.

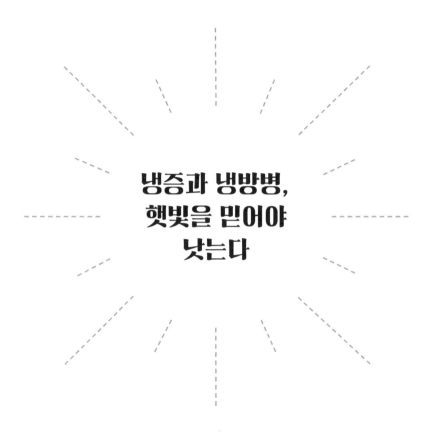

냉증과 냉방병,
햇빛을 믿어야
낫는다

냉난방이 완비된 실내에서 쾌적하게 지내다 보면 인간이 본래 갖고 있던 체온 조절 기능이 정상적으로 작동하지 않게 된다고 이미 설명했다. 그 상태가 컨디션 불량으로 이어진 결과가 흔히 말하는 '냉방병'이다. 권태감, 식욕부진, 두통, 복통, 설사 같은 냉방병의 증상이 더위 먹은 상태와 중복되는 경우가 많기 때문에 냉방이 원인이라는 사실을 미처 깨닫지 못하는 사람들도 많다.

냉방병은 왜, 어떻게 생길까?

에어컨의 설정 온도를 바깥 기온보다 극단적으로 낮춰버리면 실내와 바깥을 들락거리기만 해도 우리 몸은 그 변화에 대응하다가 그만 무리를 하고 만다. 그 결과, 체온 조절 기능이 제대로 작동하지 않고 땀까지 잘 나지 않는 체질로 바뀌어버린다. 게다가 몸이 기온 변화에 대응하지 못하는 탓에 더운 바깥에서 시원한 실내로 들어왔는데도 한참 동안 모공이 열린 채로 있어 냉방을 한 방에서도 끊임없이 열을 방출시킨다. 그러다 결국 자신이 설정한 실온보다도 체온이 더 떨어져서 몸이 나른해지고 두통이나 복통을 호소하게 되는 것이다.

더위로 인한 갈증을 식히고 수분을 보충해야 한다는 생각에 실외뿐만 아니라 실내에서도 수분을 많이 섭취하는 사람도 있는데, 냉방으로 몸이 차가워진 상태에서 찬물까지 대량으로 마시면 배탈이 날 수밖에 없다. 그렇잖아도 실내에 있을 때는 거의 움직이지 않아 냉방을 안 해도 혈액순환이 나빠지는데 위의 상황까지 겹치면 컨디션은 당연히 악화된다.

그러나 평소에 밖으로 나가 햇빛을 듬뿍 쬐면서 적당히 땀을 흘리는 습관을 들이면 실내에서 에어컨을 사용해도 몸이 기온차에 대응할 수 있어 그렇게까지 심각한 증상은 나타나지 않는다.

냉방병은 아니지만 냉증으로 고생하는 사람도 많다. 냉증은 자율신경 기능의 혼란으로 혈액순환이 나빠지고 손발 말단의 모세혈관이 수축한 상태에서 다시 확장되지 않아 생긴다. 즉 말단까지 혈액이 충분히 돌지 않는 상태다.

냉증을 예방하고 치유하는 가장 효과적인 방법 역시 일광욕이다. 지속적인 일광욕으로 혈류가 개선되면 냉증에 동반되는 요통이나 어깨 결림, 거친 피부 같은 증상도 함께 완화된다.

최근 몇 년간 젊은 여성(아이도 포함) 중에 체온이 평균보다 낮은 사람이 급속히 늘었다고 한다(평균체온이 35도대인 사람이 늘고 있다). 이런 사람들은 지나친 실내 냉방으로 체온 조절 기능이 나빠진 데다 일광욕 부족으로 자율신경과 내분비 기능까지 저하됐을 것으로 우려된다. 혈류나 호르몬 균형이 악화되면서 여름에도 발끝이 차갑고, 극도의 냉증뿐만 아니라 월경이상·불임·자궁근종·자궁내막증 같은 부인과질환도 생긴다.

우리가 냉난방 기구를 조절하는 듯 보이지만 실제로는 그 기구들 때문에 인체 고유의 기능을 잃어가고 있다. 인간은 태양을 조절하지 못하지만 태양은 인간이 본래 지닌 기능을 이끌어내서 건강을 증진시켜준다. 그런 관계가 이미 몇천 년이나 계속됐듯이, 기계에 의지하기보다는 햇빛을 믿는 것이 몸에는 절대적으로 좋다.

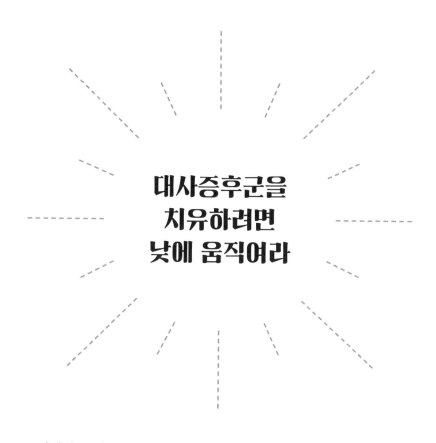

대사증후군을
치유하려면
낮에 움직여라

현대병 중에서 많은 이들에게 가장 절실한 문제로 떠오른 질병은 뭐니 뭐니 해도 대사증후군이 아닐까.

대사증후군은 비만·고지혈증·당뇨병(과 그 예비군) 같은 생활습관병을 가리키는 총칭인데, 이 질병들은 심근경색이나 뇌경색에 걸릴 위험을 높이기 때문에 항상 신경을 써야 한다.

일본에서는 최근 건강진단에서 대사증후군 진단을 내리게끔 제도가 바뀌면서 많은 사람들이 '대사증후군 환자' 혹은 '대사증후군 예비

군' 진단을 받은 것으로 알고 있다.[15]

대사증후군 진단을 받은 사람들은 의사한테 생활 개선 지도를 받는다. 음주나 흡연을 하는 사람, 폭음 혹은 폭식 경향이 있는 사람은 식생활 개선을 주의받는데 이때 항상 듣는 말이 있다.

"매일 조금이라도 좋으니 운동을 하십시오. 주말에 몰아서 하지 말고 날마다의 습관이 되도록 노력하십시오."

여기서 말하는 운동이란 누구나 가볍게 시작할 수 있는 걷기, 조깅, 자전거 타기 등이다.

그런데 직장인들은 낮 시간을 운동에 할애할 수 없으니 주로 출근 전이나 퇴근 후에 땀을 흘리곤 한다. 물론 아무것도 하지 않는 것보다는 조금이라도 운동을 하는 편이 낫다. 확실하게 열량을 소비함으로써 건강을 유지하는 데 도움이 되니까. 다만 기왕 할 바에는 햇빛이 있는 시간대에 하는 것이 훨씬 효과적이다.

'매일 햇빛을 10분씩 쬐면 운동을 하지 않아도 근력이 쇠퇴하지 않는다'는 연구 결과가 있다. 야외에서 육체노동을 하는 사람 중 비만 체형이 드문 이유도 가혹한 노동을 해서만이 아니라 이런 요인이 작용하기 때문이다. 이와 관련된 연구는 꽤 오래 전부터 있어왔다. 그 결과 '야외에서 사육한 가축은 실내에서 사육한 가축보다 살이 덜 찐

---

15 한국도 건강검진 시 대사증후군을 진단하고 있으며, 보건소에서 대사증후군 예방 및 건강관리를 하고 있다.

다'고 밝혀졌다.

자외선은 갑상선 기능을 발동시키고 신진대사를 촉진함으로써 소비열량을 늘리기 때문에 일광욕을 꾸준히 하면 체중이 줄어든다는 사실도 연구를 통해 밝혀졌다. 다시 말해, 새벽이나 저녁에 하는 조깅보다는 낮에 하는 조깅이 더 효과적이라는 것이다.

또 자외선에는 지질을 분해해서 콜레스테롤이나 중성지방 수치를 내리는 효과도 있다. 게다가 일광욕으로 생성된 비타민D는 인슐린의 분비를 촉진하기 때문에 혈당치 저하 효과까지 기대할 수 있다.

학창 시절을 떠올려보자. 그때는 점심시간이 되면 재빠르게 급식이나 도시락을 먹고 앞다투어 운동장으로 달려나가 수업 시작 종이 울리기 직전까지 뛰어놀거나 운동을 했었다. 예전의 직장인들도 그랬다. 옛날 영화나 드라마를 보면 작원들이 점심식사 후에 배구를 하며 남은 점심시간을 즐겁게 보내는 모습을 일상적 풍경으로 그리고 있다. 지금은 거의 찾아볼 수 없는 광경이다. 아직 '대사증후군' 같은 진단명이 없던 시절이지만, 사람들은 무의식적으로 점심시간에 햇빛을 받고 땀을 흘려서 건강을 증진하고 있었다.

지금도 늦지 않았다. 식후의 산책을 겸해서 공원을 천천히 걷거나 평소 버스나 택시로 지니치던 구간을 길어보라. '낮에 운동'하는 습관은 대사증후군의 예방이나 개선으로 이어질 것이다.

117

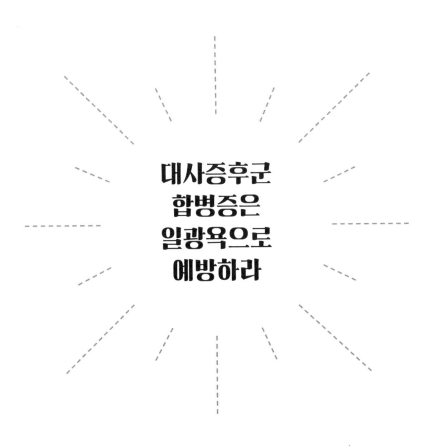

대사증후군
합병증은
일광욕으로
예방하라

　고혈압, 당뇨병 등 대사증후군이 무서운 것은 합병증이 생기기 때문이다. 이미 합병증이 시작된 상태라면 혈압 수치 등은 단순한 숫자놀음에 지나지 않는다.

　고혈압에 걸리면 동맥경화나 혈액순환 장애를 일으키기 쉽고 뇌혈관질환과 심장질환, 신장질환 같은 심각한 합병증의 원인이 된다. 그래서인지 이른바 경계성에 속하는 경증 고혈압 환자들까지 강압제를 사용하는데, 부작용의 위험성을 생각하면 경증 환자가 안이하게 사용해서는 안 되는 것이 강압제다.

이뇨성 강압제를 장기간 투여했을 때의 부작용은 당뇨병·통풍·저 칼륨혈증 등이 있으며, 그 외에도 지질 대사를 저해한 탓에 지질이 많아져서 생기는 부정맥이나 심근경색의 위험성도 있다. 그러니 강압제에 손을 대기보다는 저염식과 운동을 통한 비만 해소 등 먼저 생활습관을 개선해서 혈압을 내리는 편이 안전하다.

일광욕도 그 일환으로, 실천에 옮긴다면 지질 대사를 개선해 콜레스테롤을 낮춰 동맥경화를 억제할 수 있으며, 나아가 이뇨 작용으로 인한 혈압 저하도 기대할 수 있다. 무엇보다 일광욕은 생활습관을 개선하면서 혈관을 확장시켜 혈액순환을 촉진하기 때문에 합병증의 위험으로부터 멀어지게 한다.

그러니 고혈압이 있다면 강압제에 의존하지 말고 일광욕을 하자. 그것이 모든 면에서 안전하다.

당뇨병 예방을 위해
꼭 해야 할 일

대사증후군 중에서도 평소 식생활의 영향을 크게 받고, 일단 걸리면 괴로운 날들이 기다리고 있는 질병이 당뇨병이다.

여기서 말하는 당뇨병은 II형으로(I형은 자가면역질환으로 생활습관과는 관계 없이 발병한다), 췌장에서 인슐린이 제대로 분비되지 않아 혈당 조절이 안 되는 병이다. 그런데 자각증상이 늦게 나타나는 탓에 그 심각성을 좀처럼 실감하지 못하는 경우가 많다. 그중에서 자신이 당뇨병인지도 모르는 상태에서 지내다가 신경장애나 망막증 같은 합병증이 생긴 다음에야 비로소 알게 되는 경우가 진짜 무섭다. 상황이 이 정도까지 진행되면 당뇨병이 완치될 가능성은 거의 없기 때문이다.

당뇨병 환자들은 처방받은 인슐린을 통해 병을 관리한다. 인슐린 주사를 자기 손으로 놓으면 혈당이야 조절되겠지만, 주사에 의지하면 췌장은 인슐린 분비를 멈추기 때문에 평생 주사를 맞고 살아야 한다. 식사 전에 반드시 복부에 주사를 놓아야 하기 때문에 외출해서도 무척 불편하다.

앞에서 잠깐 얘기했지만, 자외선을 흡수하면 혈당치가 강하하는 경향이 있다. 인슐린을 분비하는 췌장의 랑게르한스섬 β세포에 비타민D수용체가 있고, 또 비타민D가 생성을 규제하는 칼슘결합단백질이 존재한다는 사실도 밝혀지면서 비타민D가 인슐린 분비에 직접 작용하는 것이 아닌가 하고 추측하는 사람도 있다.

'사치병'으로 불리며 폭음·폭식과 운동 부족이 원인이라 여겨온 당뇨병이지만, 젊었을 때부터 일광욕을 하면 예방으로 이어질 가능성도 있다. 예방을 위해서든 치료를 위해서든 운동요법은 빼놓을 수 없다. 어차피 운동을 꼭 해야 한다면 실내가 아닌 실외에서, 되도록 햇빛을 쬐면서 땀을 흘리자. 머지않아 혈당치에 변화가 생길지도 모른다.

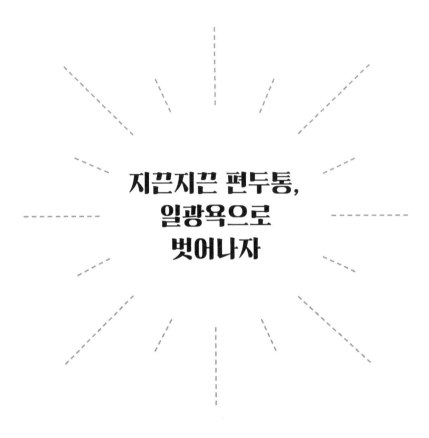

지끈지끈 편두통, 일광욕으로 벗어나자

사회가 복잡해지면서 편두통으로 고생하는 사람들이 점점 늘어나고 있다. 평소에는 아무런 통증 없이 생활하다가 갑자기 아무것도 못할 정도로 격렬한 두통이 몰아치는 증상이 편두통이다.[16]

두통은 다 똑같아 보이지만, 크게 두 가지로 나뉜다.

---

[16] 편두통은 일반적으로 한쪽 머리에서 나타나는 두통으로 알려져 있다. 그러나 의학적으로는 일측성·박동성 통증이 일정 시간 지속되고 구역이나 구토, 빛이나 소리 공포증이 나타나는 두통을 말한다.

하나는 긴장성 두통이다. 어깨 결림이나 목 결림 때문에 생기는 두통으로, 마사지로 뭉친 근육을 풀어주면 두통이 가라앉는 경우가 종종 있다.

다른 하나는 편두통이다. 독자 중에도 편두통에 시달리는 사람이 많을 것으로 예상한다. 편두통의 원인에 대해서는 여러 가지 설이 있는데, 그중에서 가장 널리 인정받은 주장은 두피를 지나가는 혈관이 수축과 확장을 반복함으로써 심장이 뛰듯 욱신거리는 박동성 두통이 생긴다는 혈관설이다.

혈관설에 의하면 편두통은 4단계로 진행된다.

1단계에서는, 혈소판에서 혈관 수축 작용이 있는 세로토닌이 방출되면서 후두엽 시각중추의 혈관이 수축한다. 눈앞이 번쩍거리는 섬광암점(閃光暗點)이 나타나는 시기로, '편두통의 전조'라고 할 수 있다.

2단계 '혈관 확장기'에 접어들면 세로토닌은 대사가 되어 고갈되지만, 세로토닌이 만들어낸 발통성(發通性) 혈관 확장 물질 때문에 맥박이 뛰는 듯한 맥동성 두통이 나타난다.

여기서 증상이 더 악화되는 3단계에서는 두개동맥벽(頭蓋動脈壁)에 염증성 부종이 보이기 때문에 '혈관 부종기'라고 불리는데, 이때부터 지속성 두통으로 이행한다.

2단계에서 3단계로 접어들면서 구토를 하거나 빛 혹은 소리에 과민해지기도 하는데, 심하면 텔레비전의 조그만 소리도 시끄럽다고 느낀다. 이 정도까지 진행되면 일상생활에 영향을 주기 시작한다.

4단계는 통증의 척수반사로, 정수리부터 후두부의 근육이 반사성 근수축을 일으키는 탓에 근수축성 두통까지 겹치는 혼합성 두통 상태가 된다. 이들이 연속적으로 일어나는 상태를 '군발성 두통'이라고 한다.

현실에서는 1단계의 전조증상 없이 갑자기 2단계의 통증으로 건너뛰는 경우가 잦아서 느닷없이 두통이 덮쳐온다고 느끼는 사람이 많다. 증상이 심할 때는 맥박이 뛰는 듯한 통증이 지끈지끈 격렬하게 이어지지만, 단기간에 낫는 경우가 많아서 대부분의 사람들이 잠시 누워 있거나 진통제를 먹는 것으로 증상을 다스린다. 하지만 이 것은 근본적인 해결책이 아니기 때문에 격렬한 통증을 반복적으로 겪게 된다.

이 골치 아픈 두통을 어떻게 해결하면 좋을까? 간단히 설명하면, 뇌혈관의 혈류를 좋게 하면 증상은 개선된다. 혈류를 좋게 하는 데에는 일광욕이 최고다. 머리가 아픈데 일광욕을 할 정신이 어디 있느냐고 되묻는 사람이 많을지 모르나, 그게 사실이다.

일광욕은 경우에 따라 편두통뿐만 아니라 긴장성 두통도 가라앉히는 효과가 있다. 혈행이 좋아지면 근육이 이완돼서 결림이 풀리고 젖산 같은 피로물질이 배출되어 두통이 잦아들거나 해소되는 것이다. 또 자외선에는 송과체에서 생성되는 세로토닌을 늘리는 작용도 있기 때문에 혈류가 좋아지는 것 이상의 효과를 기대할 수 있다.

편두통을 일으키는 또 하나의 요인은 스트레스다. 이미 설명했듯이 햇빛 대신 인공조명에 의지해 생활을 하면 스트레스가 증가한다. 편두통도 현대병의 일종인 것이다. 그러니 일광욕을 해서 스트레스 발생 요인 중 하나라도 없애는 것이 편두통을 예방하는 데도 좋다.

편두통을 떨쳐내고 싶다면 통증이 심해진 다음에 일광욕을 할 것이 아니라 두통에 시달리지 않는 생활을 목표로 평소에 일광욕하는 습관을 들여야 한다.

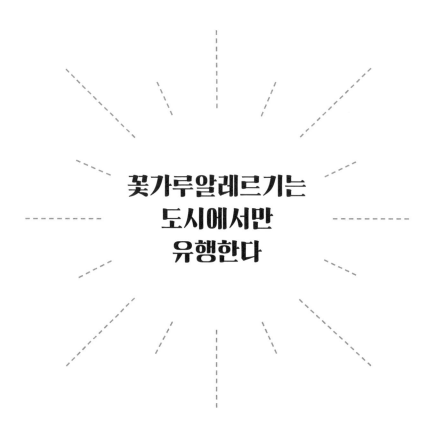

꽃가루알레르기는
도시에서만
유행한다

　본래 1년 중 가장 살기 좋은 계절이 봄이건만, 요즘은 봄이 두렵다는 사람들이 급증하고 있다. 바로 꽃가루알레르기 때문이다. 어떤 이들은 "봄날을 즐기는 것은 좋지만 알레르기 때문에 재채기나 콧물로 고생할 바에야 약을 먹고 얌전히 집에 있는 편이 낫다"고 말한다.

　일반적으로 꽃가루알레르기라고 하면 '삼나무 꽃가루알레르기'를 가리킨다. 일본에서는 60년대 중반에 처음 확인되었고 70년대 이후에 환자가 급증했다. 말 그대로 현대병이다.

그런데 꽃가루알레르기와 관련된 뉴스가 흘러나올 때마다 위화감을 느낀 적은 없는가?

이치를 따지자면, 삼나무가 많이 자라는 지역의 사람들은 직접 꽃가루를 뒤집어쓸 테니 꽃가루알레르기가 폭발적으로 유행해야 하고 증상도 더 심해야 한다. 그런데 실제로는 멀리서 날아온 꽃가루를 접한 도시 사람들이 오히려 꽃가루알레르기로 대소동을 일으킨다.

삼나무 꽃가루는 멀리까지 흩날리기 때문에 도시에서 그 알레르기가 유행하는 현상 자체는 이상할 것이 없다(참고로 소나무의 꽃가루는 항원성이 약해서 이런 상황을 야기하지 않는다). 도시에서 꽃가루알레르기가 유행하는 최대 원인은 따로 있다. 바로 도시 사람들이 지나칠 정도로 자연과 어울리지 않으며 생활하기 때문이다.

삼나무가 밀집한 산간 지역에 사는 사람들은 필연적으로 자연의 한가운데에서 생활한다. 그러나 그들은 꽃가루를 많이 뒤집어써도 알레르기성 질환의 일종인 꽃가루알레르기에 잘 안 걸린다. 평소 흩날리는 꽃가루 속에서 사는 동안 자신도 모르는 사이에 알레르기를 일으키지 않게끔 몸이 적응했기 때문이다. 반면 도시 사람들은 평소 자연을 접하기는커녕 오히려 콘크리트 벽으로 자연과 경계를 두고 생활하다 보니 봄이 되어 갑자기 꽃가루를 들이마시면 몸이 거부반응을 일으키는 것이다.

도시에서 살아간다는 말은, 뒤집어 말하면 '자연을 가까이하지 않

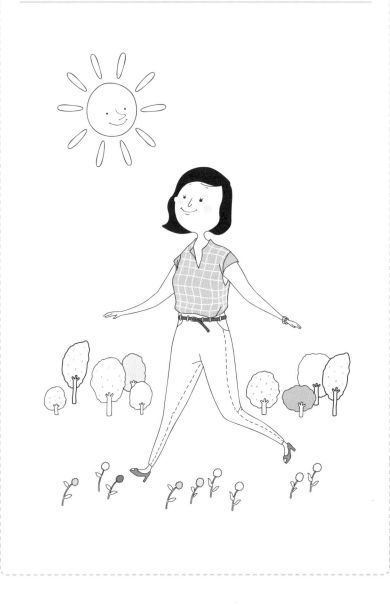

는 생활'을 한다는 의미다. 문명사회의 편리함을 누리고는 있지만 그 대가로 건강은 점점 나빠지고 있다는 사실을 인정해야 한다.

도시에는 원래 자연에는 없는 것들이 대량으로 흘러넘친다. 햇빛과 바람을 가로막는 높은 빌딩들, 공기를 오염시키는 자동차 배기가스, 지면을 뒤덮은 아스팔트…. 시선 닿는 곳이면 어디에나 있어야 할 녹음(綠陰)은 공원에 가지 않으면 접할 일조차 없다. 즉 도시에서 사는 사람일수록 의식적으로 자연을 가까이하고 햇빛을 쬐어야만 건강을 증진할 수 있다.

그러니 흩날리는 꽃가루를 두려워하며 방에만 틀어박혀 있던 생활 방식에서 벗어나자. 습관을 들이는 데는 약 1년이면 된다. 적극적으로 밖으로 나가 전신에 햇빛을 쬐면서 자연과 친해진다면 알레르기를 일으키지 않는 체질로 바뀔 수도 있다. 실제로 전혀 다른 목적으로 햇빛을 쬐며 몸을 단련해온 사람이 "그러고 보니 올해에는 꽃가루알레르기가 왔는지도 모를 정도로 가볍게 지나갔네" 하고 말하는 것을 나는 자주 봐왔다.

코앞에 닥쳐서 허둥지둥해봤자 아무 소용이 없다. 내년 꽃가루알레르기 시즌을 대비해서 더위가 한풀 꺾이는 초가을부터 조금씩 밖으로 나가 햇빛을 쬐자.

129

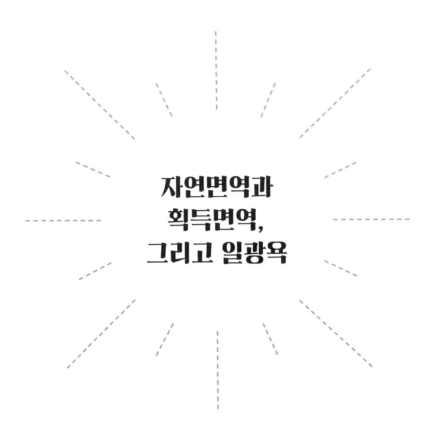

자연면역과
획득면역,
그리고 일광욕

꽃가루알레르기 외에 다양한 알레르기성 질환이 특히 선진국에서, 그리고 도시에서 현저하게 증가하고 있다. 앞에서 설명했듯이 '자연을 가까이하지 않는 생활'이 가장 큰 원인이지만, 굳이 그 이유가 아니더라도 문명사회에는 이보다 더한 알레르기 발생 요인이 넘쳐난다.

냉난방이 완비되면서 어느 집이건 밀폐된 것도 알레르기 발생 요인 중 하나다. 밀폐된 공간에서 애완동물을 기르기라도 하면 실내는 애완동물의 털, 털먼지 같은 알레르기의 원인물질들로 오염된다. 여기에 양탄자까지 바닥에 깔렸다면 그 공간은 그야말로 진드기나 곰팡이의 온상이 된다. 1년 내내 에어컨으로 쾌적한 생활을 한다는 말은 진드기나 곰팡이에게도 최고의 주거 환경이 조성되었다는 의미다. 인간의 자기방어 기능인 '면역 응답'[17]시스템이 제대로 반응하지 않게 되었다는 점도 알레르기가 발생하는 주원인이다.

인간에게는 선천적으로 갖춰진 '자연면역'과, 진화 과정에서 척추동물만이 획득한 특이적 처리 시스템인 '획득면역'이 있다.

자연면역은 몸을 지키기 위해 세균이나 병원균을 발견한 즉시 공격을 가한다. 면역을 담당하는 세포끼리 정보를 교환함으로써 생체방어 반응을 이끌어내는 것으로 보인다. 그런 자연면역으로 감당할 수 없는 경우가 혈액 속을 흐르는 독소 분자나 작은 병원체, 그리고 세포로 침투한 병원체 등이다. 이 같은 사태에 대응하는 것이 획득면역이다.

획득면역에서는 헬퍼 T세포[18]가 킬러 T세포[19]에게 명령을 내려서 병원체 등과 싸우도록 한다. 한편으로는 병원체에 대항하는 항체를 만들라고 B세포[20]에 지령을 내려 그 항체로 병원균을 격파한다. 그와 동시에 T세포와 B세포는 이 병원균의 정보를 기억해서 재침입에 대비한다.

---

17 면역에 관여하는 세포가 항원에 대해 반응하는 것
18 B세포를 자극해서 이물질에 대한 항체 생산을 돕는 T세포
19 골수에서 만들어진 면역세포로 병든 세포를 죽이는 기능을 하는 T세포
20 항원 자극 및 T세포를 매개로 한 자극에 따라 항체를 생산하고 분비하는 세포

획득면역의 작용에도 비타민D가 크게 관여한다. 그렇다. T세포를 활성화하는 것이 바로 비타민D이다. 만약 비타민D가 부족하면 T세포가 활동하지 않아 병원균과 제대로 싸우지 못하는 상황에 이를 가능성이 있는데, 일광욕하는 습관만 있다면 아무 걱정이 없다.

일광욕과 땀으로는
디톡스 효과를 볼 수 없다

최근 '디톡스'란 단어가 자주 들린다. 체내에 있는 독소를 배출해서 건강해지자는 발상이다. 문명사회의 발전은 디톡스를 의식해야 할 정도로 인간의 몸에 유해물질이 쌓이기 쉬운 환경을 만들어냈음을 잊어서는 안 된다.

다이옥신을 예로 들어보자. 다이옥신은 제초제·플라스틱·염화비닐 같은 화학제품의 처리 과정에서 나오는 맹독성 물질로, 지용성이기 때문에 소변으로는 배출이 어렵고 체내에 축적된다. 다이옥신의 독성은 면역기능, 조혈기능, 물질대사 등을 저하시킬 뿐만 아니라 환경호르몬으로서 정자의 감소와 자궁내막증의 증가, 나아가 염색체 이상과도 관련 있다는 연구 결과가 있다. 다이옥신을 체외로 배출하려면 역시 땀과 함께 내보내는 수밖에 없다.

참고로, 발한에는 '땀샘에서 나오는 땀'과 '피지선에서 나오는 땀', 이렇게 두 종류가 있다. 땀샘에서 나오는 땀의 성분은 소변과 비슷해서 다이옥신 등의 제거에는 거의 도움이 되지 않는다. 피지선에서 나오는 땀이어야 체내 독소를 배출할 수 있다.

운동이나 활동을 했을 때 흐르는 땀은 기본적으로 땀샘에서 나오기 때문에 아무리 열심히 운동을 해도 디톡스 효과는 기대할 수 없다. 조깅을 해서 촉촉이 배어나온 땀에 체내 독소가 섞여 있다고 오해하는 사람들이 많은데, 마라톤으로 30km 이상은 달려야 지질을 포함한 땀이 피지선에서 흘러나와 디톡스의 효과를 볼 수 있다. 과연 그렇게까지 운동할 수 있는 사람이 얼마나 될까?

아쉽지만, 체내 독소는 일광욕으로도 해결이 어렵다. 실망할 사람도 있겠지만 이것이 현실이다.

체내 작용만으로 쉽게 배출할 수 없는 맹독물질을 만들어낸 것, 이것이 우리가 사는 문명사회의 현실이다.

한여름의 일광욕이 겨울철 인플루엔자를 막는다

봄에는 꽃가루알레르기, 여름에는 열중증처럼 갈수록 외출이 싫어질 일들만 계속되고 있다. 그렇다고 해서 밖에 나가는 것을 자꾸만 피하면 인체는 겨울에 있을 무서운 인플루엔자의 침략에 아무런 대책도 세우지 못하게 된다.

감기 중에서 인플루엔자는 감염력이 매우 강하고 때로는 심각한 합병증을 동반한다. 게다가 기온과 습도가 낮은 겨울 환경에서도 활발하게 활동하고 그 종류 또한 무수히 많아 피한다고 해서 피해지는 것도 아니다. 분명히 말하지만, 인플루엔자가 유행할 때 인플루엔자에 걸리지 않기란 지극히 어려운 일이다. 예방주사를 맞아도 유형이 다른 인플루엔자가 나타나면 아무 소용이 없다.

인플루엔자에 대응하는 가장 좋은 방법은 평소에 몸의 면역을 강화해두는 것이다. 그러면 인플루엔자에 걸려도 발병하지 않을 가능성이 커진다. 만에 하나 발병한다 하더라도 가볍게 지나가게 된다.

그렇다면 평소에 건강을 신경쓰려면 무엇을 어떻게 해야 할까? 사실 특별한 일을 할 필요는 없다. 사계절을 온전히 만끽하다 보면 우리 몸은 알아서 인플루엔자 대책을 세워놓는다.

여름이 되면 많은 사람들이 바다를 찾아 해수욕을 즐긴다. 이런 레저 자체가 겨울철 인플루엔자 대책이다. 직장인들은 장기간의 여름휴가를 내기가 쉽지 않다 보니 해수욕을 하러 갈 기회가 많지 않지만, 여름 한철에도 몇 번씩 바다를 찾는 학생이나 아이들은 여름의 강한 햇빛을 전신에 듬뿍 받아 면역력을 강화시킨다. 그와 동시에 체내에 비타민D를 대량으로 축적한다.

볕이 약해지는 겨울철엔 아무래도 비타민D가 부족하기 쉽다. 이때 중요한 것이 '여름에 얼마나 햇빛을 받아 비타민D를 축적해두었는가'이다. 지용성인 비타민D를 여름에 많이 만들어두면 수개월 동안 지방조직에 비축했다가 한겨울에 인플루엔자 방어책이 되어준다. 겨울에 인플루엔자에 감염돼도 발병하지 않거나, 발병해도 가벼운 증상만 보이고 마느냐는 모두 여름을 어떻게 보냈는가에 달려 있는 것이다.

비타민D가 발견되기 전부터도 '여름에 해수욕을 하면 겨울에 감기 걸리지 않는다'라는 말은 널리 알려졌었다. 그것을 증명할 만큼 과학과 의학이 발달한 시대는 아니었지만, 이는 우리 조상들이 경험을 통해 터득한 귀중한 삶의 지혜인 것이다.

'체온을 1도 올리면 면역력이 상승한다'는 건강법이 화제인데, 평소처럼 생활해서는 체온을 올리기 어렵다. 그런데 인플루엔자에 걸리면 자연스레 체온이 올라간다. 이때 사람들은 해열제로 열을 내리는데 이는 좋은 방법이 아니다. 체온이 39도를 넘으면 균이나 바이러스에게는 지극히 살기 어려운 환경이 되기 때문에 원칙대로라면 어지간한 고열이 아닌 한 해열제를 먹어서 억지로 체온을 내릴 필요가 없다. 왜냐하면 급속히 체온이 떨어지면 기껏 약해진 바이러스에게 알아서 활동하기 좋은 환경을 제공하는 격이 되기 때문이다.

다만 현재의 의료 시스템이 환자 개개인의 상태에 맞게 유연하게 대응하기보다는 '인플루엔자라고 밝혀지면 A라는 약을 주고, 열이 몇 도 이상이면 해열제를 처방한다'는 식으로 예상되는 증상에 맞춰 사전에 약의 조합을 만들어두었다가 기계적으로 처방하는 것이 안타깝다.

의사로서 병원 진료 시스템에 대해 변명을 하자면, 인플루엔자가 유행할 때는 연이어 몰려드는 환자로 병원도 엄청나게 혼잡하기 때문에 이런 식으로 하지 않으면 환자들의 절반도 진료하지 못한다. 한편 환자들도 '웬만한 경우가 아니면 약이나 주사로 증상을 없앨 수 있다'고 현대의학을 철석같이 믿고 있다. 감기 등을 약으로 치료하는 행위는 미봉책에 지나지 않는데도 말이다.

매년 그런 식으로 반복하다가는 특효 약이나 백신이 없는 신종플루나 미지의 조류인플루엔자 등이 나타나 맹위를 떨치기라도 하면 속수무책 불안에 떠는 수밖에 없다.

그러니 몸이 조금 안 좋다고 해서 금세 약을 찾기보다는 '일단 몸부터 튼튼하게 만들어야 한다'고 치료에 대한 생각을 바꾸는 것이 중요하다. 더불어 일상적으로 햇빛을 쬐는 습관을 들여서 면역력을 높여두자. 그러면 그 자체가 최고의 예방책이 된다.

'한여름의 해수욕이 한겨울 인플루엔자를 대비하고, 가을에 스포츠로 땀을 흘려서 봄철의 꽃가루알레르기 대책으로 삼는다.'

자연의 섭리는 사계절의 특색을 현명하게 이용하면 1년을 건강하게 보낼 수 있게끔 되어 있다. 햇빛은 인간이 본디 지닌 능력을 끌어내기 위한 열쇠이다. 집에만 틀어박히는 생활을 지속한 탓에 점점 퇴화됐거나 게을러지고 둔해진 능력을 회복시키려면 일광욕을 해서 몸을 깨우는 수밖에 없다.

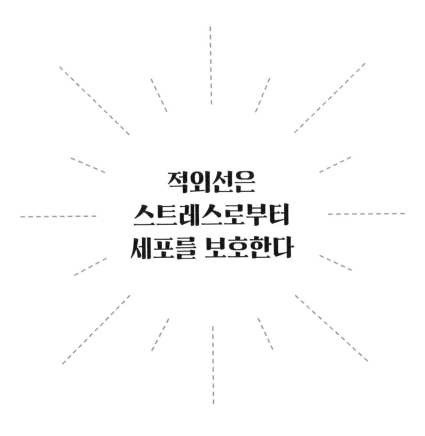

적외선은
스트레스로부터
세포를 보호한다

    일광욕으로 얻어지는 효능은 아무래도 자외선과 관련된 것이 많다. 그런데 최근 들어 적외선의 온열 효과를 이용하면 지금까지 몰랐던 효능을 얻을 수 있다는 사실이 밝혀졌다. '열충격단백질'에 의한 효능이 그것이다.

    발견의 발단은 1962년의 한 실험이었다. 초파리에게 온열 자극(열충격)을 주었더니 유전자 발현이 유도되면서 새로운 단백질이 산출되었다. 이 단백질은 발견 초기에는 별다른 주목을 받지 못했다. 하지만 이후의 연구에서 열충격단백질 유전자는 세균에서 포유류에 이르기까지 모든 생물의 세포에서 발견되었으며, 다양한 스트레스 자극에 응답함으로써 스트레스에 대한 내성을 유도해 세포를 보호하는 효과가 뛰어나다는 사실이 밝혀졌다. 이 단백질은 온열 자극 시에 산출량이 약 100배나 증가한다고 해서 '열충격단백질'이라고 불렸으나, 스트레스 상황에서 생성되어 스트레스에 대한 저항성을 높인다는 점에서 '스트레스단백질'로도 불린다.

자세히 말하면, 열충격단백질은 스트레스 반응으로 생기는 세포 상해로부터 세포를 보호할 뿐만 아니라, 그 뒤에 가해지는 강한 장애성 스트레스, 예를 들면 치사적 스트레스로부터도 세포를 보호한다. 일례로 소염진통제(비스테로이드 항염증약)에는 위점막 보호인자이기도 한 프로스타글란딘의 생성을 억제하는 작용이 있기 때문에 부작용으로 위점막 장애나 위궤양을 일으킬 위험성이 있는데, 열충격단백질은 이 같은 부작용을 억제한다.

부작용이 큰 치료는 위험성도 크다. 그만큼 열충격단백질의 역할이 중요한데, 일광욕으로 적외선을 듬뿍 쬐면 열충격단백질이 생성된다는 사실이 확인되었으니 치료의 부작용이 걱정되는 사람일수록 일광욕을 게을리하지 말자.

이상단백질을
정상으로 되돌린다

열충격단백질의 또 다른 효능은 생명활동을 지배하는 단백질을 안정화시키고 DNA가 손상된 이상단백질에 관여함으로써 단백질의 품질을 관리하는 것이다.

생물은 단백질이 제 역할에 따라 바르게 움직이면 건강을 유지하지만, 단백질의 구조에 문제가 생기거나 이상을 일으키거나 기능에 장애가 생기면 질병에 걸리고, 그 질병 때문에 다시 이상단백질이 발현해 병을 악화시킨다. 이때 열충격단백질은 이상단백질과 결합해서 그 단백질의 구조상의 문제를 회복시키고 기능을 정상화한다. 이를 셰프론(chaperone) 기능이라고 한다. 즉 이상단백질은 DNA가 손상된 상태라 원래는 면역기능에 의해 파괴되어야 맞다. 그런데 일부는 파괴되지 않고 남아 있으면서 질병을 일으키는데, 열충격단백질은 이를 수복시켜버리는 매우 특수한 단백질인 것이다.

열충격단백질은 적외선을 쬐기만 하면 생기는 단백질로, 약품 등을 사용하지 않고도 면역력을 높일 수 있는 동시에 하나하나의 세포를 수복할 수 있는 안전한 방법이다. 실제로 NK세포의 활성을 높이는 등 생체방어 기능을 활성화한다는 사실이 최근의 연구에서 밝혀졌다. 일광욕의 큰 장점이 하나 더 늘어난 셈이다.

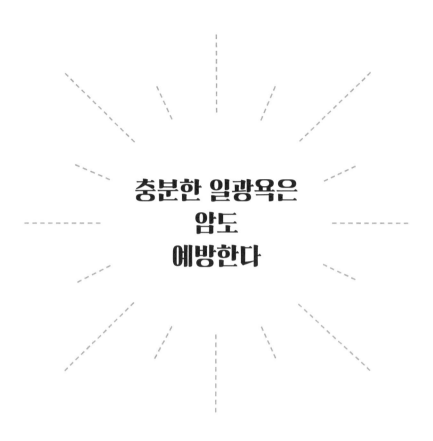

충분한 일광욕은
암도
예방한다

지금으로부터 20여 년 전, 일본 후생성은 맹렬한 기세로 늘어난 대장암 환자의 지역별 이환율을 조사해서 그 결과를 지도로 만들어 발표했다. 인구가 많은 도쿄나 오사카 같은 대도시에서 이환율이 높은 것은 당연하지만, 그 밖의 지역에서 나온 조사 결과가 놀라웠다. 왜냐하면 이환율이 높은 곳은 북부지역인 홋카이도와 도호쿠였고, 반대로 환자가 적은 지역은 남부에 속하는 시코쿠와 규슈, 오키나와였기 때문이다.

그때까지 대장암은 '지방의 과다 섭취가 원인인 문명병'이며 '식이 섬유가 예방에 효과적'이라고 알려졌었다. 하지만 사람들의 식생활이 큰 차이가 없었음에도 불구하고 이렇게까지 남북으로 명암이 정확히 갈린 결과를 보니 대장암의 발병에 일조 시간이 깊이 관계돼 있다는 생각이 들었다.

자세히 말하면, 일조 시간이 짧은 홋카이도와 도호쿠에서 대장암의 발생률이 높고, 남하할수록 발생률이 점점 낮아지는 것을 볼 때 햇빛의 양이 많을수록 암의 위험성이 저하된다는 결론을 낼 수밖에 없었다.

사실 미국에서도 이와 비슷한 조사를 했었다. 캘리포니아대학교의 갈랜드(Cedric Garland) 박사는 미국 내 대장암과 유방암의 이환율 분포가 북부에서 높고 남부에서 낮다는 데 주목했다. 그리고 온갖 자료를 상세히 검토하여 전국적으로 식단이 거의 비슷하다는 사실을 밝혀낸 뒤 일조 시간의 차이가 대장암과 유방암의 이환율에 크게 관계돼 있다고 발표했다. 또한 임상시험 등을 통해 비타민D결핍에서 오는 칼슘 부족이 대장암의 원인이라고도 밝혔다.

갈랜드 박사는 그 뒤에도 연구를 계속해서 '하루에 10~15분, 피부의 40% 이상을 일광에 노출하면 적절한 수준의 비타민D를 확보할 수 있으며 암도 예방된다'라는 연구 결과를 발표했다(다만 일광욕 시간에 관해서는 백인과 유색인이 크게 다르다). 또한 갈랜드 박사는 2002년 미국에서 발간된 의학지 〈캔서〉에 미국을 북동부와 남서부로 나눠서 암의 발병률과 사망률을 비교 검토한 결과를 실었다.

그 내용을 보면 대장암과 유방암뿐만 아니라 방광암, 식도암, 신장암, 폐암, 췌장암, 직장암, 위암, 자궁암, 난소암, 전립샘암, 악성림프종 등 총 13종의 암이 자외선과 관련이 있다고 한다. 그리고 놀랍게도, 일조 시간이 짧은 지역에서는 충분히 자외선을 쬐는 지역에 비해 약 2배의 사망률을 보이는 암도 확인되었다.

이 같은 연구나 조사가 지금도 전 세계적으로 이뤄지고 있다. 무슨 이유에서인지 일본만은 고집스럽게 햇빛의 영향을 인정하지 않은 채 서구식 식생활 탓만 하는데, 이 조사 결과들 앞에서 그 주장은 바람 앞의 촛불이나 다름없다.

건강 증진을 위해서 정기적으로 일광욕을 지속했는데 그 부산물로서 암에 안 걸리게 되었다면 굉장한 이득을 본 기분일 것이다. 국민병이면서도 예방이 쉽지 않은 병이 암이니 더더욱 그렇다.

어쨌거나 일광욕을 하면 이득을 볼지언정 손해 볼 일은 없다.

비타민D가
항암제로 쓰일 날을 기다린다

최근 들어 비타민D에 암세포의 분화를 유도하는 작용이 있음이 해명되면서 그 중요성이 주목받고 있다. 세포 분화란 세포가 형태를 바꾸고 기능을 바꾸는 것이다. 암세포를 포함해서 다양한 세포에는 비타민D가 '열쇠' 역할을 하는 비타민D수용체가 있는데, 암세포에서는 세포의 증식을 억제해서 정상 세포로 분화하도록 유도하는 작용을 한다.

'햇빛을 듬뿍 쬐어 남아돌 정도로 생성된 비타민D는 대체 어디로 갈까? 혹시 암세포에 달라붙어서 발병하지 못하도록 막고 있는 것은 아닐까?'와 같은 추측을 바탕으로 비타민D유도체를 항암제로 개발하려는 연구가 현재 진행 중이다. 다만 암세포의 증식을 억제하려면 대량의 비타민D가 필요하기 때문에 인공적 투여를 하게 되는데, 이때 비타민D과잉증이 되지 않도록 조심하는 것이 관건이다.

항암제 개발까지는 아직 시간이 필요하지만, 햇빛을 듬뿍 쬐어서 비타민D를 다량으로 만들어둔 사람은 항암제를 사용했을 때에도 부작용이 적었다는 증례도 있다. 몇 번이나 강조하지만, 살아 있는 비타민D를 섭취하려면 자외선을 듬뿍 쬐어서 체내에서 생성시키는 수밖에 없다.

이 정도로 비타민D의 혜택이 해명되었고 새로운 효능까지 하나둘씩 밝혀지고 있으니, 이유야 어쨌든 햇빛을 쬐어서 체내에 저장해둘 필요가 있다. 눈에 보이지 않는 효능이라서 반신반의하는 사람이 많을지 모르나, 의심이 반이라도 상관없으니 일단 일광욕을 시작하자. 일광욕의 단점만 경험했다면 억지로 계속할 수 없겠지만, '거의'라고 해도 좋을 정도로 위험성이 없다는 건 내가 자신한다.

그렇다, 태양은 질병에 지지 않는 심신을 만들어준다!

태양은
치아에도
혜택을 주었다!

일광욕을 하면 치아도 건강해진다.

치아는 뼈와 마찬가지로 칼슘의 힘으로 견고함을 유지한다. 직접 태양광선이 닿는 부위는 아니지만 자외선으로 체내에서 생성된 비타민D가 칼슘 대사에 관여하면서 태양의 혜택을 받는다.

특히 치아가 형성되는 시기에 하는 일광욕은 아주 중요하다. 이 시기에 비타민D나 칼슘이 부족하면 치아가 늦게 나고 치아의 크기도 작다. 게다가 석회화가 불충분하기 때문에 충치가 잘 생기는 환경에 놓인다. 애초에 위태로운 상태에서 난 치아는 충치의 진행도 빠르고 파괴의 정도도 심각해지기 쉽다. 충치를 예방하려면 역시나 양치질을 철저히 하는 수밖에 없으며, 충치가 생기면 치과에서 치료하는 수밖에 없다.

구강 케어가 완벽히 구비된 현대에도 충치가 많이 생기고, 그 반면 양치질 습관이 없었던 옛날 사람들에게 충치가 적었던 것을 보면 치아 건강은 구강 내의 문제만이 아닐 가능성이 높다. 태양은 치아에도 힘을 나눠주고 있는 것이다.

햇빛은
부작용 없이
병을 치유한다

　이른바 현대병은 문명이 발달하면서 생긴 폐해가 원인이 되어 새로이 생겨난 질병으로, 그 원인들을 제거하고 자연 친화적인 생활로 회귀한다면 극적으로 개선될 수 있다. 물론 현재의 생활에서 모든 문명을 배제하는 것은 불가능하다. 그러나 햇빛을 쬐는 시간을 늘리는 일은 마음만 먹으면 언제든 할 수 있다.

　거듭 설명했듯이 일광욕에는 비타민D를 생성하는 작용뿐만 아니라 혈액순환을 개선하고 자율신경의 혼란을 조정하는 효능도 있다. 또 자외선의 살균 작용은 많은 질병을 예방해준다. 질병의 원인이 위와 같다면 일광욕으로 증상이 완화될 가능성이 매우 높다.

일광욕이 금기시되는 일부 질병(색소성 건피증)의 환자만 제외한다면 일광욕으로 병세가 호전될지언정 악화할 염려는 거의 없다. 당연히 부작용도 없다. 물론 땡볕 아래에서 장시간 있으면 열중증의 위험성이 증가하고 피로를 느낄 수도 있다. 그럴 때는 자신의 몸 상태와 기상 조건을 함께 고려하며 시간을 조절한다면 심각한 상황은 피할 수 있다.

참고로 '비타민D과잉증'이란 단어를 책이나 인터넷에서 보고 '햇빛을 너무 오래 쬐어 비타민D가 너무 많이 생기면 이런 병에 걸리지 않을까' 하고 불안해할 수도 있다. 그런데 자외선을 받아 생성된 비타민D는 체내에 축적되기 때문에 일광욕을 많이 했다고 해서 과잉증이 나타나지 않는다. 유일하게 비타민D과잉증에 걸리는 경우는 치료 목적으로 인공 비타민D를 섭취했을 때뿐인데, 이런 환자들은 대부분 자외선 부족으로 비타민D결핍증에 걸려서 인공 비타민D를 투여받은 사람들이다. 즉 일상적으로 충분히 햇빛을 쬐면 비타민D가 부족한 일도 인공 비타민D를 섭취할 일도 없는 것이다.

현재 치료법이 발견되지 않은 질병이라도 일광욕을 계속했더니 증상이 호선되었다는 사례는 얼마든지 있다. 이들 대부분은 "고도의 치료를 받아도 낫지 않고 민간요법에 매달려도 허사였다. 더는 어찌할 도리가 없어서, 부작용이 없다는 말에 시험 삼아 일광욕을 해본 것인데 어느새 증상이 완화돼 있었다"고 말한다.

여기서 중요한 부분은 '어느새'이다. 일광욕을 하루 이틀 했다고 급속도로 컨디션이 좋아질 가능성은 당연히 낮다. 약처럼 즉효성은 없지만 몸에 흡수되면 체내에서 다양한 작용을 일으키고, 그 일련의 작용이 건강 상태에 반영되는 원리이기 때문에 '지속하는 것'이 중요하다.

또 지금까지 설명했듯이 여러 증상에 효과가 있기 때문에 어느 사이엔가 애초의 목적이 아닌 다른 증상까지 나아 있는 경우도 있다. 끈기 있게 일광욕을 지속했더니 아토피피부염이 크게 개선되었다는 얘기도 자주 듣는다. 아토피피부염과 일반 피부병의 경우 햇빛을 받으면 일시적으로 증상이 악화되는 듯 보이기도 하는데, 어지간히 상태가 아닌 한 그 단계에서 포기하면 아무 의미가 없다. 급한 마음에 한번에 장시간 일광욕을 하는 방법도 좋지 않다. 적당한 시간의 일광욕을 장기간 지속해야 서서히 증상이 개선된다.

일광욕을 장기간 지속하면 체질이 개선되기도 한다. 그리고 일광욕을 통해 몸이 좋아지는 경험을 하게 되면 앞으로 몸에 이변이 생길 경우 병원이나 약에 의존하지 않고 자기 힘으로 해결하려고 노력하게 된다. 치료에 대한 생각이 바뀐 것만으로도 심신이 안정되므로 조급해하지 않고 마음 편히 질병에 대응할 수 있게 된다.

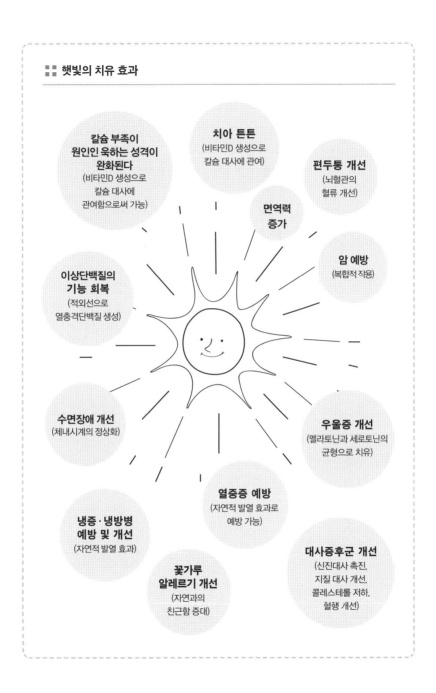

칼슘 부족이
원인인 욱하는 성격이
완화된다
(비타민D 생성으로
칼슘 대사에
관여함으로써 가능)

치아 튼튼
(비타민D 생성으로
칼슘 대사에 관여)

편두통 개선
(뇌혈관의
혈류 개선)

면역력
증가

암 예방
(복합적 작용)

이상단백질의
기능 회복
(적외선으로
열충격단백질 생성)

우울증 개선
(멜라토닌과 세로토닌의
균형으로 치유)

수면장애 개선
(체내시계의 정상화)

열중증 예방
(자연적 발열 효과로
예방 가능)

냉증·냉방병
예방 및 개선
(자연적 발열 효과)

대사증후군 개선
(신진대사 촉진,
지질 대사 개선,
콜레스테롤 저하,
혈행 개선)

꽃가루
알레르기 개선
(자연과의
친근함 증대)

일광욕으로 인한 식욕 증진은 건강해지고 있다는 신호

몸의 상태가 나빠졌다는 위험 신호로 식욕부진이 있다. 만일 식욕부진의 원인을 찾지 못한 채 방치하면 아무래도 체력이 떨어지고 저항력도 약해져서 질병에 걸리기 쉬운 몸이 된다. 이러한 악순환에 빠지지 않으려면 식욕부진이 보내는 신호를 간과해서는 안 된다.

일광욕을 지속하다 보면 자연히 식욕이 증가한다. 과식은 좋지 않지만 식욕 자체는 몸이 좋아지고 있음을 보여주는 지표다. 식욕부진일 때와는 정반대의 선순환이 일어나 체력과 면역력이 모두 상승하고 있음을 알려주는 신호가 바로 식욕이기 때문이다.

가을이 되면 식욕이 좋아지는데, 이는 가을이 수확철이라는 특성도 있지만 야외활동이 늘어나는 계절이라 자외선을 듬뿍 흡수하기 때문인지도 모른다.

그런데 왜 일광욕을 하면 식욕이 늘어날까? 그 이유는, 햇빛을 쬐면 체내에서 생성되는 활성물질인 '히스타민'이 작용하기 때문으로 보인다.

히스타민은 미소동맥, 모세혈관을 확장하고 혈관 저항을 줄여서 혈압을 내린다. 그와 동시에 소화기계의 미소순환[21]을 촉진해 혈행을 좋게 하며, 소화기계의 저항력을 높이는 작용을 보조한다. 또 위액의 분비를 촉진해 위장에서의 연동운동을 촉진하는데, 그 결과로 식욕이 늘어난다(철분의 흡수를 촉진해 철 결핍 빈혈을 개선하기도 한다). 이러한 작용은, 소화기계 질환으로 고생하는 사람도 일광욕을 하면 증상이 개선될 수 있음을 의미한다.

위가 약하거나 위액결핍증에 걸리면 필연적으로 식욕부진이 초래되어 컨디션이 쉽게 회복되지 않는다. 그 결과 오랜 시간이 지나도 우리 몸은 다른 질병과 싸울 태세를 갖추지 못하게 된다. 이런 위태로운 상황은 한시라도 빨리 개선해야 한다.

---

21 모세동맥이나 모세혈관 등의 소혈관에서 볼 수 있는 혈액순환. 미세순환이라고도 한다.

일광욕을 지속하다보니 이전보다 식욕이 늘어났다면 이는 순조롭게 몸이 튼튼해지고 있다는 신호이다. 일광욕을 통해 병에 걸리지 않고, 설령 병에 걸렸더라도 자력으로 맞서 싸울 수 있는 몸을 만들어가고 있다는 증거인 것이다.

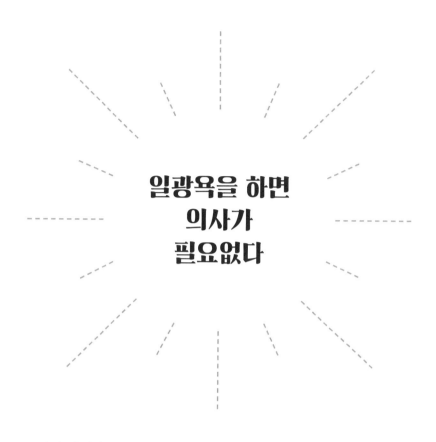

일광욕을 하면
의사가
필요없다

이번 장에서는 현대병을 하나씩 살펴보면서 햇빛의 효능을 자세히 설명했다. 그렇게까지 한 이유는 현대병의 원인과 예방의 열쇠는 태양에 있음을 확실히 보여주기 위해서다.

의학이 진보해서 어떤 질병이든 약을 투여하면 좋아지는 시대가 되었다. 그런데 약이 없었다면 어땠을까? 다들 병에 걸리지 않도록 조심하지 않았을까? 실제로 사람들은 새로운 질병이 생기면 예방에 많은 신경을 쓴다. 최근 수십 년을 돌아봐도 에이즈가 만연하기 시작했을 무렵에는 '불치의 병'으로 알려지면서 에이즈에 걸리지 않도록 많은 사람이 조심했고, 예방에 필요한 지식이 전 세계로 급속히 퍼져나갔다. 질병 예방의 중요성을 누구나 인식한 현상이었다.

모든 질병까지는 아니지만 일광욕을 하면 상당수의 질병을 예방할 수는 있다. 혹 병에 걸렸더라도 최소한으로 증상이 억제될 가능성이 높다.

이런 나의 말에 일부 사람들은 "좋은 약이 있으니까 병에 걸려도 괜찮다"며 "바빠서 예방 따위를 하고 있을 틈이 없다", "그런 일에 신경 쓸 시간에 차라리 업무에 집중하겠다", "병에 대한 걱정은 병에 걸린 다음에 해도 된다", "지금은 건강하니 됐다"라고 대꾸하는데, 너무나 위험한 생각이다.

아무리 바빠도 고작 몇십 분 일광욕을 할 시간이 없을까? 그 작은 수고조차 아까워하다가 심각한 병에 걸리면 그땐 어찌할 것인가? 일광욕을 기피한 만큼 체내의 비타민D 축적량은 적을 것이고, 그래서 뼈나 근육까지 위태로운 상태일 테니 필요 이상으로 증상이 악화되거나 회복되기까지 더 많은 시간이 걸릴 가능성도 부정할 수 없다.

일광욕으로 현재의 건강을 유지하면서 미래의 질병을 예방하는 것이야말로 이상적인 건강법이다. 그렇게 해서 건강한 육체를 손에 넣는다면 비로소 '의사가 필요 없는' 생활이 실현되는 것이다.

그럼 어떤 식으로 일광욕을 해야 효과적일까? 도대체 몇 분이나 햇빛을 쬐야 할까? 5장에서는 일광욕의 방법에 대해 상세히 설명하겠다.

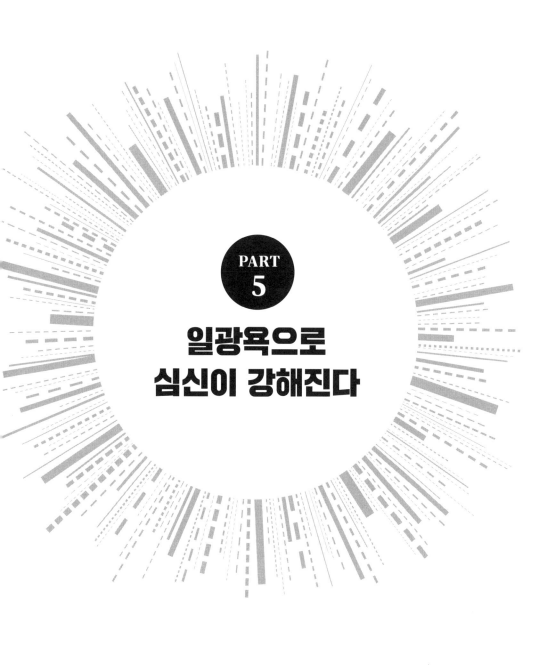

PART 5

일광욕으로
심신이 강해진다

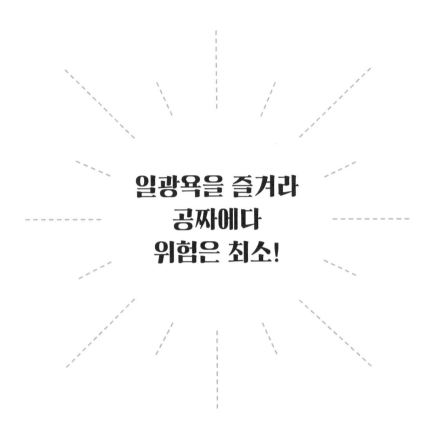

일광욕을 즐겨라
공짜에다
위험은 최소!

무조건 '햇빛을 쬐자', '일광욕을 하자'라고 소리를 높이는 데는 두 가지 이유가 있다.

하나는, 위험 부담이 지극히 적다는 점이다.

검게 탄 피부를 싫어하는 사람에게는 일광욕 자체가 최대의 난관일 텐데, 특히 여름철에 일광욕을 하면 햇빛에 그을리고 검버섯 등이 생기는 건 맞다. 그렇다고 해서 자외선 차단 용품으로 온몸을 가리고서 일광욕을 하면 자외선이 피부 속으로 침투하지 못해 비타민D가 생성되지 않는다.

지금까지 입이 닳도록 설명했듯이 햇빛에 탄 피부나 검버섯이 피부암으로 진행되는 경우는 극히 드물며, 만에 하나 검게 탄 피부 때문에 피부암에 걸리더라도 생명을 잃는 일은 거의 없다. "그래도 위험성이 있으니 일광욕을 하지 않겠다"고 한다면 어쩔 수 없지만, 대신 골다공증 등 위험 부담이 매우 커진다는 사실만큼은 머릿속에 새겨두길 바란다. 단, 일광욕을 해서는 안 된다는 진단을 받은 사람은 햇빛을 피하기 바란다.

또 다른 이유는, 돈이 전혀 들지 않는다는 점 때문이다.

세상에는 수많은 건강법이 있다. 하나같이 당장에라도 몸이 좋아질 것처럼 광고하는데, 막상 실행하려고 하면 적잖은 돈이 든다. 그나마 가격이 저렴하다면 오래 지속할 수 있겠지만 개중에는 깜짝 놀랄 정도로 고가의 시술료를 받는 건강법도 있다.

불황이 지속된 탓에 금전적으로 여유가 없는 사람들이 늘어나는 상황에서 '공짜'로 시작할 수 있으며 앞으로도 영원히 추가 요금이 없는 일광욕은 누구나 시도할 수 있는 건강법이지 않은가. 그러니 이참에 눈 딱 감고 해본들 손해날 일은 없다. 4장에서 설명한 현대병의 대다수를 미리 예방하고 앞으로도 건강하게 살 수 있다면 의료비 절약은 물론 돈으로는 환산이 불가능한 커다란 이득을 얻는 셈이다.

그렇다고 지금 당장 밖으로 달려나가지는 말자! 현대인이 일광욕을 시작할 때는 몇 가지 주의사항이 있으니 조금만 더 내용을 숙지한 다음에 마음놓고 햇빛을 즐기길 바란다.

일광욕은
서서히
시간을 늘리고
꾸준히 하라

여기까지 읽고서 '건강을 위해 지금 당장에라도 햇빛을 쬐러 나가자!'라고 마음먹은 사람이 많을 텐데, 그래도 어느 정도의 기준이 필요하니 잠시만 기다려주기 바란다.

비타민D의 생성량이나 축적량을 측정하는 일은 불가능하기 때문에 얼마나 햇빛을 쬐어야 좋은지를 수치로 제시하는 것은 매우 어려운 일이다. 그래서 미국의 한 과학자가 자신의 논문에서 제시한 지침을 하나 소개한다.

'상반신을 벗은 상태에서 하루 30분 일광욕을 하면 충분한 양의 비타민D를 생성할 수 있다.'

하지만 이것은 백인을 기준으로 했을 때의 지침이므로 그대로 동양인에게 적용할 수는 없다.

백인, 특히 유럽 사람들은 일광욕을 정말 좋아한다. 하와이처럼 따뜻한 지역으로 여행을 다녀온 사람이라면 잘 알겠지만, 낮에 호텔 수영장에 가보면 백인 관광객들이 쭉 누워서 일광욕하는 광경을 자주 볼 수 있다. 그 사람들은 동양인들이 명소 관광을 마치고 호텔로 돌아올 때까지도 수영장에 누워 있는 경우가 많다. 재미있는 것은, 그들은 우리 동양인들을 보고 이렇게 말하며 놀란다고 한다.

"햇빛이 이렇게 좋은데 저들은 왜 일광욕도 안 하고 굳이 복잡한 시내로 구경을 나갈까?"

일조 시간이 적은 나라에 사는 그들은 휴가지로 남국을 골라 어떻게 해서든 태양의 은혜를 만끽하려 한다. 그러나 사계절이 뚜렷한 나라에 사는 동양인들은 평소 햇빛에 굶주릴 일이 없는 데다 근무 여건상 장기 휴가를 내기가 어렵기 때문에 짧은 휴가 일정을 관람과 쇼핑으로 꽉 채우는 경향이 있다. 애초에 가치관과 여행의 목적 자체가 다르니 어느 쪽이 옳다고는 말할 수 없지만, 그 같은 습관이 있는 백인들에게 매일 30분의 일광욕은 일도 아닌 것이다.

일광욕 시간과 관련해서, 자외선이 몸에 나쁘다고 주장하는 사람들은 이렇게도 말한다.

"건강을 위해서 자외선을 쬐고 싶다면 3분으로 충분하다."

그럴 리가 없다. 고작 3분 동안 얼마나 많은 자외선을 흡수하고 비타민D를 생성할 수 있겠는가? 비유하자면, 넓은 욕조에 손가락 하나만 넣었다가 빼고서 '목욕을 깨끗이 했다'라고 말하는 격이다. 몸은 조금도 따뜻해지지 않았고 때를 씻어내지도 못하는 시간이 3분이다.

원래는 자신의 컨디션과 날씨를 고려하면서 시간을 조정하는 것이 바람직하지만, 일광욕을 해본 적 없는 사람을 위해 조언을 한다면 다음과 같다.

"적어도 일주일에 1번, 날씨가 좋은 날을 골라 30분 이상 실외에서 일광욕을 하면 골다공증 등 여러 질병을 예방할 수 있다."

물론 '될 수 있으면 밖에 나가 활동하면서'라는 대전제가 붙는다. 또 한 달만 하고 마는 것이 아니라 '일주일에 1회'라고 정한 이상 매주 빠뜨리지 않고 꾸준히 실천해야 한다. 그러면 필요한 양만큼 비타민D를 얻을 수 있고 튼튼한 몸, 병에 잘 안 걸리는 몸을 만들 수 있다.

일광욕에
몸을 서서히 길들인다

일광욕을 습관화할 때 단 한 가지 주의할 점이 있다.

평소 밖에서 활동하던 사람이라면 아무 문제가 없겠지만, 주로 실내에서만 활동하던 사람이 건강을 위해 본격적으로 일광욕을 시작하는 경우라면 처음에는 '일주일에 1회 30분'보다 적게 하라.

단시간의 일광욕은 의미가 없지만, 평소 햇빛을 별로 쬐지 않던 사람의 피부는 상상 이상으로 태양광선에 예민한 상태여서 느닷없이 장시간 일광욕을 하면 탈이 날 우려가 있다. 특히 여름철에는 그야말로 열중증 등을 일으킬 수 있으니 더욱 조심해야 한다. 그러니 처음에는 단시간의 일광욕부터 시작해서 몸이 적응해가고 있다는 느낌이 들면 서서히 시간을 늘려 하루 10분이라도 일광욕을 하는 것이 좋다.

인간은 적응력이 뛰어난 동물이다. 지금은 냉방 시설을 갖춘 실내에서 생활하느라 피부 감각이 둔해져 있더라도 단시간이라도 일광욕을 지속하면 몸은 차츰 햇빛에 익숙해진다. 그런 뒤에는 '일주일에 1회 30분'에 집착할 필요 없이 기온의 변화와 열중증 예방에 주의하면서 매일 일정 시간 동안 일광욕을 하면 된다.

이렇게 설명하면 이런 말을 하는 사람이 꼭 있다.

"업무 때문에 평소 실내에만 있으니, 일단 몸을 길들인다는 의미에서 커튼을 열고 창문 너머로 햇빛을 쬐는 것부터 시작하겠다."

이 말이 사리에 맞게 들리고, 또 그런 식으로 실행하면 체내시계를 정상화하는 데 적잖은 도움이 되리라 생각될 것이다. 하지만 분명히 말하건대 이 방법은 일광욕의 효과는 하나도 얻지 못한다. 자외선의 강렬함만 느낄 뿐 열 작용도 없고 투과력도 극단적으로 약하기 때문이다. 일광욕을 하는 기분이야 들겠지만 체내에서 비타민D를 생성한다는 중요한 목표는 전혀 달성되지 않는다.

겨울철 햇빛바라기도 마찬가지다. 두꺼운 외투를 입고 해가 드는 곳에 머물러 있으면 어느새 몸이 따끈따끈해지면서 몸이 좋아지는 것 같지만, 이는 태양광선 중에서 파장이 길고 열 작용이 있는 적외선이 의복을 투과한 영향일 뿐 역시나 중요한 자외선은 놓치는 경우가 많다. 자외선은 피부를 투과해야 의미가 있다.

일광욕은 누구나 가벼운 마음으로 시작할 수 있는 만큼 더욱 철저히 준비해서 최대한의 효과를 끌어내려는 노력을 해야 한다. 나름대로 일광욕을 잘하고 있다고 믿었는데 비타민D가 전혀 생성되지 않았다면 얼마나 무의미하겠는가.

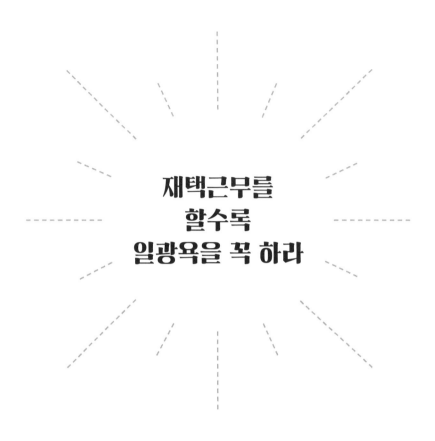

재택근무를
할수록
일광욕을 꼭 하라

'상식적인 일상생활'을 하면 그 자체만으로도 충분한 자외선을 쬘수 있다. 옛날에는 그것으로 만족했다. 하지만 최근 10여 년 동안 '상식적인 일상생활'의 정의가 크게 변하면서 만족스럽게 자외선을 쬘 수 없게 되었고, 그 결과 현대병으로 몸이 망가지는 사람이 증가하고 있다.

요즘에는 어딜 가나 냉난방 설비가 갖춰진 덕에 밖으로 나가기보다는 건물 안에 머무르는 것을 선호한다. 앞에서도 언급했지만, 기계로 실온을 자유자재로 조절할 수 있게 된 대신 인체의 체온 조절 능력은 확실히 약해졌다. 게다가 실내에 머무르는 시간이 늘수록 인공조명에 노출되는 시간도 대폭 늘어났다. 태양에서 멀어지면 멀어질수록 건강 악화의 악순환은 점점 심화된다.

인터넷이 급속도로 확산되면서 라이프스타일이 크게 변한 것도 사실이다. 컴퓨터로 업무를 보던 사람은 굳이 회사에 가지 않아도 집에서 모든 작업을 처리할 수 있게 되었다. 실제로 IT 기업에서는 그 같은 근무 체제를 인정하는 회사도 많다. 게다가 온라인 창업을 하는 사람도 늘었다. 점포나 사무실이 없어도 컴퓨터 한 대만 있으면 자기 집에서 모든 작업이 완결되기 때문에 앞으로도 이런 사람들은 더욱 늘어나리라 생각한다.

회사를 오가는 시간을 일에 투자할 수 있다는 것이 재택근무의 장점으로 꼽히기도 하지만, 건강 측면에서 보면 회사와 자택을 오가는 사이에 햇빛을 쬐던 습관이 무너질 수 있어 건강에 적신호가 켜질 계기를 만드는 셈이다. 지하철이나 버스로 출근하면 전철역이나 버스정류장까지 오가는 동안 적어도 하루에 30분은 태양 아래에서 걷는다. 이 30분은 매우 소중한 시간으로, 특히 태양이 나와 있는 시간에 출근하는 것은 자외선의 효능을 내 것으로 만들 수 있는 중요한 기회인 것이다.

출근이란 개념이 없어지면 '아침에 일어나서 밤에 잔다'라는 사이클 역시 무너질 수 있다. 게다가 바쁘면 바쁠수록 실내에서 일하는 시간이 늘어나 자연스럽게 일광욕을 할 기회가 줄어든다.

만약 이런 라이프스타일로 살고 있다면, 그전에는 하루에 얼마나 자주 외출했고 낮에 몇 시간이나 햇빛을 쬐었는지 되돌아보기 바란다. 건강에 이상이 없었다면 아마 그 정도가 자신에게 적절한 일광조사량일 것이다.

과거와 비교했을 때 현재는 어떠한가? 외출 시간을 대폭 줄이지는 않았는가? 태양이 떴는데도 여전히 침대 속에 있는 날이 늘지는 않았는가? 그렇게 살고 있다면 자신도 모르는 사이에 몸과 정신 건강이 조금씩 잠식되었을 수 있으니 지금부터라도 적극적으로 일광욕을 실천하자.

자외선은
장마철에도
피부에 와닿는다

　꾸준한 일광욕이 얼마나 중요한지 이제는 이해했을 것이다. 그런데 장마철엔 어떻게 해야 할까? 거의 매일 비가 오거나 흐리니 햇빛을 쬘 수 있는 시간이 확실히 줄어든다.

　하지만 햇빛이 비추지 않아 일광욕이 아닐 뿐, 실제로 흐린 날은 물론이고 비가 오는 날에도 자외선은 지표까지 도달한다. 볼일도 없는데 비 오는 날 굳이 밖에 나가야 할까라는 생각도 들겠지만, 비가 온다는 이유로 실내에만 있다가는 모처럼 습관을 들인 일광욕이 작심삼

일로 끝나버릴 가능성이 높다. 그러니 하늘이 잔뜩 흐려도 잠깐이라도 비가 그친 틈을 타서 밖으로 나가자.

일광욕을 습관화하는 것은 자외선을 흡수하는 이점도 있지만 체내 시계를 정상화하고 퇴보했던 인체 기능을 깨운다는 목적도 있다. 이런 측면을 고려하면, 하늘이 맑아지기만을 기다리며 며칠씩 실내에만 머무르는 것은 바람직하지 않다.

꾸준히 지속하지 않으면 일광욕의 효과는 감소한다. 일단은 습관부터 들여야 한다는 점을 명심하자.

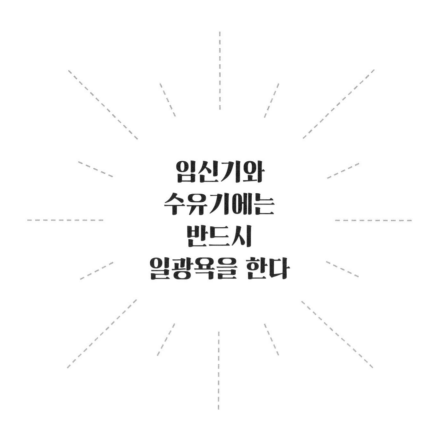

임신기와
수유기에는
반드시
일광욕을 한다

여성에게 출산과 육아는 인생에서 가장 큰 사건이며, 건강에 가장 많은 신경을 써야 할 시기이다. 그런데 심리적으로 불안정하고, 태아나 영아의 상태까지 고려하며 생활하기 때문에 외출을 거의 하지 않거나 외출을 하더라도 조심하게 된다.

임신이나 수유 중에는 태아나 영아의 건강한 발육을 위해서 다량의 칼슘이 필요하다. 만일 모체의 비타민D가 부족해서 칼슘을 충분히 흡수할 수 없을 경우에 태아는 모체의 뼈를 희생시켜서라도 칼슘을 확보하는데, 그만큼 모체의 뼈는 물러진다. 그렇게 되지 않으려면 임신 중에는 '1.5인분'의 칼슘을 조달할 수 있을 만큼의 비타민D가 필요하다.

그럼 평소의 2배 가까운 시간을 일광욕에 투자해야 할까?

신기하게도 인체는 임신을 하면 광선 감수성이 평상시의 약 1.5배까지 상승한다. 그러니 일광욕을 해오던 사람이라면 건강 상태를 고려하면서 평소처럼만 해도 자신과 태아에게 필요한 비타민D를 충분히 만들 수 있다.

출산 후에도 일광욕은 거르지 말아야 한다. 할 수만 있다면 아기와 함께 일광욕하는 습관을 들이면 좋다. 처음에는 아기를 안고서 마당이나 베란다에서 몇 분 동안 햇빛을 쬐는 정도로도 상관없다. 아기의 피부는 민감하므로 상태를 봐가면서 시간을 조정하자.

방에 있을 때는 칭얼거리던 아기가 밖으로 데리고 나오면 울음을 뚝 그치는 경향이 있다. 낯선 바깥 풍경이 놀랍거나 신기해서 그런 반응을 보이는 것이겠지만, 아기가 얌전히 있으면 엄마의 스트레스도 줄어드니 아기와 함께 하는 일광욕은 엄마에게 여러모로 유익한 일이다.

수유를 하는 여성들에게도 일광욕은 필수다. 모유에는 칼슘은 들어 있지만 비타민D는 거의 없다. 이상적인 영양원이라는 모유에 유일하게 부족한 성분이 비타민D인 것이다. 식품에서 섭취하려면 생선을 대량으로 먹는 수밖에 없는데, 아기에게는 물리적으로 불가능한 일이다. 또 비타민D가 부족하면 구루병에 걸릴 위험성이 높아진다. 아기가 구루병에 걸리면 뼈가 물러져서 발육에 커다란 지장이 생길 우려가 있다.

갓난아이의 영양뿐만 아니라 모친의 산후조리를 위해서라도 일광욕은 중요하다. 출산이란 큰일을 마치고 심신이 모두 피폐해진 상태이니 느긋하게 햇빛을 쬐면서 몸과 마음을 재충전할 필요가 있다. 엄마가 건강하지 않으면 아기도 튼튼하게 자라지 못한다. 집에서 편하게 쉬는 것이 나가서 돌아다니는 것보다 좋다는 사람도 있겠지만, 거실의 소파에 누워 있지만 말고 몇 걸음만 더 걸어서 밖으로 나가자. 그 정도라면 몸에 무리가 갈 일도 없고 마음은 더 밝아질 것이다.

최근 '산후우울증'이란 병명이 자주 뉴스를 떠들썩하게 장식한다. 산후우울증을 이겨내지 못하고 어린 생명을 남기고 모친이 자살하는 비극도 적지 않게 벌어지고 있다. 이것저것 예민한 시기인 건 분명하지만, 정신적으로 유용한 영양을 주는 햇빛을 듬뿍 쬐어서 이를 극복하고 오랫동안 계속될 육아란 격무에 대비해야 할 것이다.

아이들은
태양 아래에서
실컷
뛰어놀아야 한다

최근 '아이를 햇빛 아래에서 놀게 하면 위험하다'는 생각이 급속도로 퍼지고 있는데, 그런 생각에 대해서는 심히 유감스럽다. 쑥쑥 크느라 칼슘이 많아도 모자랄 성장기에 햇빛을 쬐지 않으면 어떻게 될까? 발육부전이 된다 해도 이상하지 않다.

햇빛을 차단하고 싶다면 태양이 주는 영양분을 대신할 식사를 아이에게 매일 제공해야 하는데 과연 부모들이 그럴 수 있을까? 요즘처럼 맞벌이가정이 늘어난 상황에서 그렇게 영양가 높은 식사를 매일 준비할 부모는 없어 보인다. 실제로 대부분의 아이들은 학교에서 바로 학원이나 집으로 가서 공부를 하고, 매일 저녁을 인스턴트식품이나 편의점 도시락으로 때운다고 한다. 일조 시간도 운동량도 부모의 애정도 모조리 부족하기만 하니 건강 운운하기에 앞서 아이의 정신 상태가 염려된다(참고로 정신적인 문제가 원인이라는 야뇨증은 일광욕으로 개선되는 사례가 많다).

한 마디 덧붙이면, 아직 면역이 없고 저항력이 약한 아이들이야말로 건강에 주의를 기울여야 한다. 성인인 어른들은 어렸을 때 자연과 함께 생활을 했고 밖에서 놀다가 피부가 검게 그을리는 일도 다반사였다. 문명에 의존하게 된 건 어른이 된 다음의 일이었다. 반면 요즘 아이들은 어렸을 때부터 쾌적한 환경 속에서 자라지만, 일광욕이 부족한 경우가 많다. 이러다가 아이들 사이에서 새로운 현대병이 생기지 않을까 하는 불안마저 든다.

아이들은 수험 전쟁에 뛰어들 때가 오면 싫어도 방에만 틀어박혀 살아야 한다. 적어도 초등학교를 졸업할 때까지는 야구모자를 씌워서라도(열중증 대책) 자주자주 밖에 나가 놀게 하는 편이 좋다. 그렇게 하면 골격이 튼튼해진다.

'어릴 적에 자외선을 많이 쬐면 피부가 손상돼서 나이 들어 피부암에 걸리기 쉽다'는 소리를 들으면 기가 막힌다. 자외선을 맘껏 쬐면서 자란 아이들 중 피부암에 걸렸다는 사람은 본 적이 없다.

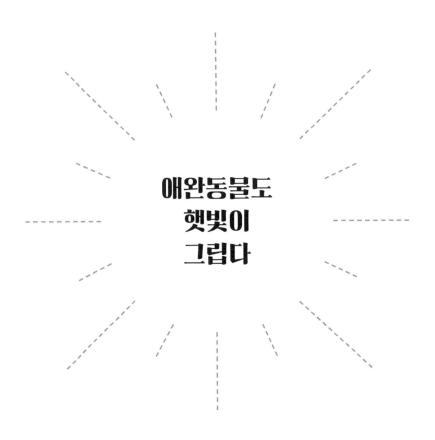

애완동물도
햇빛이
그립다

인간이 '햇빛을 피하게 되면서 덩달아 피해를 보는 존재가 있다. 바로 애완동물이다. 특히 개는 견주가 데리고 외출하지 않는 한 자기 스스로 산책하러 나가지 못한다. 베란다에조차 내놓지 않아 평생 실내에서만 사는 고양이들도 많다.

지구상에 존재하는 모든 동물과 식물은 태양에너지가 필요하다. 개나 고양이도 마찬가지로, 햇빛을 보지 못하면 건강을 해친다.

애완동물은 말을 못 하기 때문에 주인에게 불평을 토로하는 일조차 불가능하다. 사람들이 동물도 인간과 같겠거니 하고 '냉난방이 잘되는방에 있으면 애완동물들도 쾌적하겠지'라고 생각한다면 커다란 착각이다. 인간보다 더 야생에 가까운 본성을 가졌기에 본능적으로 햇빛을 더 필요로 하고 있다는 걸 알아야 한다.

인간과 마찬가지로 개에게도 구루병이 존재한다. 역시 유아기에 많이 발생하는데, 자외선을 쬐지 않으면 비타민D가 생성되지 않아 칼슘이 부족해지면서 발병한다. 증상은 인간과 똑같다. 발병하면 관절의 부종이나 사지의 변형 같은 증상이 나타나며, 통증이 상당한 탓에 정상적으로 보행할 수 없게 돼 산책조차 나가지 못하게 된다. 사람이 다리를 만지기만 해도 격한 통증이 있기 때문에 수의사에게 진찰을 받는 것조차 강아지에게는 커다란 스트레스가 된다. 가장 뛰어놀고 싶어 할 시기에 움직일 수 없게 되니 그저 가여울 뿐이다.

과거의 애완견은 마당에 만들어놓은 개집에서 생활하는 경우가 일반적이었기 때문에 일상적인 생활만으로도 충분히 자외선을 쬘 수 있었다. 하지만 현재는 대형견이든 소형견이든 집 안에서 기르는 경우가 늘어서 햇빛을 전혀 쬐지 못한 채 생활하는 경우가 많아졌다. 겉보기엔 건강해 보여도 몸속부터 조금씩 허약해지고 있다는 사실을 주인은 알아야 한다.

어떤 견주들은 "한낮에 산책하러 나가면 아스팔트에서 올라오는 고온에 노출되어 오히려 안 좋다. 그래서 여름철에는 거의 산책을 나가지 않는다"고 말한다. 그 논리가 이해는 가지만, 태양이 생물에게 주는 이익을 생각하면 외출을 하지 않는 쪽이 몸에는 훨씬 더 나쁘다고 생각한다.

그러니 한낮보다 기온이 낮은 시간대라도 좋으니 태양이 나왔을 때 잠깐이라도 산책을 시키자. 밤에 산책하면 운동 부족은 해소될지언정 비타민D는 생성되지 않는다. 또 개의 체내시계는 인간보다 더 민감하게 작동하리라 추측되는데, 태양이 나오지 않은 시간대에만 외출을 시킨다면 아무리 정밀한 체내시계라도 고장이 난다. 그 결과 건강에 악영향이 미치리란 점은 쉬 짐작된다.

최근에는 들개를 거의 볼 수 없지만, 온종일 햇빛을 쬐며 야생에서 살아가는 들개들은 유난히 머리가 좋고 날렵하다. 그에 비해 애완용 개들은 집 안에서만 생활해 그 같은 야생성은 찾아볼 수 없다. 게다가 자외선 섭취도 충분치 않아 뼈가 물러졌을 뿐만 아니라 비만한 개도 급증하고 있다. 가는 다리로 뚱뚱한 몸을 지탱하는 것도 힘든 마당에, 비타민D 부족으로 뼈와 근력마저 약해졌으니 작은 충격에도 다치는 일이 많다.

그러고 보니 개가 집 안에서 별로 높지 않은 턱을 뛰어넘으려다가 다리가 부러졌거나, 고양이가 옷장에서 뛰어내렸는데 다리가 골절되었다는 얘기를 들은 적이 있다. 처음에는 믿기 어려운 이야기였지만 이제는 당연히 받아들인다.

게다가 개나 고양이도 비타민D가 부족해서 자신의 몸이 약해졌다는 사실을 아는지 다리를 감싸며 생활하고 있다. 그 영향으로 허리에 부담이 가서 디스크에 걸렸다는 사례까지 있다.

햇빛 부족 때문에 피해를 입는 것은 인간만의 문제가 아니다. 함께 생활하는 애완동물이 그런 상황에 처해 있다면 주인인 인간의 체내에서도 같은 일이 일어나고 있을 가능성이 높다. 자각증상만 없을 뿐 비타민D결핍으로 차츰 뼈가 물러져서 큰 부상을 당할 위험이 높아졌을지도 모른다.

최근에 출시된 강아지용 사료 중에는 구루병 예방을 위해 칼슘 성분이 풍부하게 들어 있는 것도 있다. 하지만 사랑스러운 애완동물이 오래 살기를 바란다면 사료의 성분에만 의존하지 말고 함께 산책을 나가 태양 아래에서 마음을 나눠라.

비싼 사료를 먹이고 애견병원에 돈을 쏟아붓느니 공짜로 건강을 얻을 수 있는 햇빛을 쬐는 것이 훨씬 경제적이며, 함께 산책하는 동안 주인인 당신도 건강해질 수 있으니 혼자서 일광욕을 할 때보다 분명 더 즐거운 일이 아닌가.

사랑하는 애완동물까지 햇빛 부족에서 오는 공포를 겪게 하지는 말자.

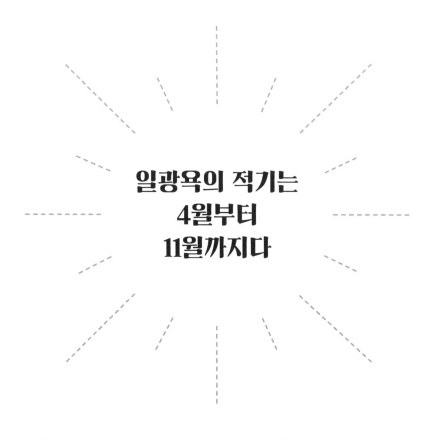

일광욕의 적기는
4월부터
11월까지다

한국이나 일본처럼 사계절이 분명하게 나뉘는 나라에서는 당연히 계절에 따라 일사량[22]과 자외선 양이 크게 달라진다.

말할 것도 없이, 자외선 양이 가장 많은 계절은 여름이다. 그렇다면 다른 계절에는 그 양이 확연히 적어질까?

사실 자외선을 강하게 느끼지 못하는 계절에도 꽤 많은 자외선이

22　지표에 도달하는 태양복사에너지의 양

지표에 도달한다. 4월부터 5월에 걸친 행락철이 바로 그 시기이다. 봄볕의 유혹에 이끌려 자꾸자꾸 외출하고 싶어지는 때인데, 일광욕을 하면 겨우내 야금야금 써서 부족해진 비타민D의 체내 저장량을 다시 채울 수 있다.

인체가 자연에 대응할 수 있도록 만들어졌지만, 이렇게 절묘하게 바통 터치가 이루어지다니 참으로 신기하다. 게다가 달력상으로도 이 시기에는 휴일이 집중돼 있어 야외활동을 할 기회가 많다.

겨울철에는 아무래도 자외선 양이 부족한 데다 두꺼운 옷을 입어 피부 노출이 거의 없기 때문에 의식적으로 일광욕을 하지 않는 한 좀처럼 비타민D를 생성하지 못한다. 이때 여름에서 늦가을에 걸쳐 축적해놓은 비타민D를 조금씩 꺼내 쓰게 되는데, 여름뿐만 아니라 늦가을의 자외선 양도 상당히 많기 때문에 겨울을 끝까지 날 수 있는 것이다.

영국에서 실외 노동자와 실내 노동자, 그리고 전혀 일광욕을 못 하는 입원환자를 대상으로 혈중 비타민D의 수치가 어떻게 변하는지를 조사했다. 그 결과 실내 노동자는 여름휴가 후에 최고치를 보였지만, 실외 노동자는 4월 무렵부터 무려 11월께까지 비타민D 수치가 상승했다. 이는 늦가을에도 자외선이 많이 내리쬔다는 의미이다.

그러니 '여름에 실컷 햇빛을 쬐었으니 이제 됐다'고 쉬지 말고, 본격

적으로 겨울이 올 때까지 꾸준히 일광욕을 지속하자. 그러면 겨울을
무탈하게 지낼 충분한 양의 비타민D를 저장할 수 있다.

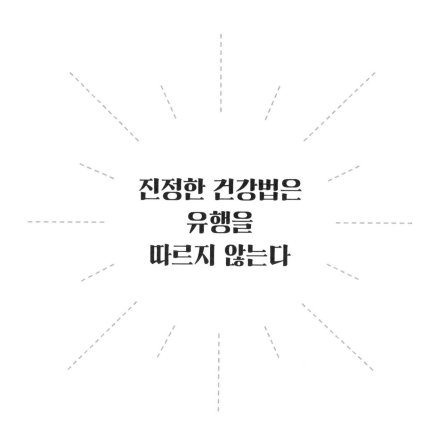

진정한 건강법은
유행을
따르지 않는다

계절의 변화를 몸으로 받아들이는 일광욕은 말 그대로 고대부터 현대, 그리고 미래에도 통용될 건강법이다.

작금의 이상기후로 일사량은 계속 늘어나고 있고, 해가 바뀔 때마다 기록을 갱신할 정도로 폭염의 기세는 꺾일 줄 모른다. 이런 상황에서는 그때그때의 기후에 맞춰 일광욕 방식을 조정해나가면 된다. 우리 조상도 그렇게 기후에 적응하며 살아왔고, 우리 몸 또한 알아서 변화에 순응해왔다.

수천년에 걸쳐 이어온 일광욕은 어떤 의미에서는 세계에서 가장 역사 깊은 건강법이라고도 할 수 있다. 일광욕으로 건강을 얻을 수 없었다면 이미 오래 전에 이 습관은 종지부가 찍혔을 것이다.

많은 사람들의 관심과 사랑을 받는 특정 현상을 가리켜 'ㅇㅇ이 유행한다' 혹은 'ㅇㅇ붐이 일었다'는 식으로 표현한다. 그러나 건강법에 '붐'이니 '유행'이니 하는 말이 붙는다는 것 자체가 이상한 이야기다.

유행이란 일회성을 전제로 한다. 정말로 몸에 좋은 방법이라면 일회성으로 나타났다가 사라질 리가 없다. 뭔가 문제가 있어 단순한 유행으로 끝나고 마는 것이니, 그런 것들은 진정한 건강법이라고 할 수 없다.

해가 바뀔 때마다, 아니 달이 바뀌고 주가 바뀔 때마다 언론은 새로운 건강법을 들고 나온다. 이것을 먹으면 살이 빠진다는 둥 혈액이 깨끗해진다는 둥 특정 음식의 효능을 강조하고, 그것을 본 사람들은 식료품점으로 달려간다. 실제로 TV의 한 프로그램에서 특정 식품의 영양과 효능을 소개했더니 다음날 마트에서 그 식품이 동날 정도로 인기를 끈 적도 있었다. 하지만 몇 주 후에 그 소란은 잠잠해졌고, 몇 개월 뒤에는 유행 자체가 사라져버렸다.

아무런 효과가 없어 붐이 끝나버린 것일까? 유행과 마찬가지로 효과도 일회성이었던 것일까? 어느 쪽이건 오랜 기간 지속할 수 없는 건강법은 신빙성을 의심받아 마땅하다.

일광욕을 TV나 잡지에서 대대적으로 다루는 일은 드물다. 효과가 바로 드러나지 않으니 프로그램이나 기사로서 매력이 없어서일지도 모른다. 하지만 일광욕은 그런 차원을 훌쩍 뛰어넘은 '진정한 건강법'이다. 꾸준히만 하면 당신도 서서히 느끼게 될 것이다.

일광욕과
로코모 트레이닝으로
운동 기능을
높인다

일본에서는 2007년부터 '로코모'란 말이 사용되기 시작했다. '로코모티브 신드롬(locomotive syndrome, 운동기증후군)'을 줄인 말이다. 로코모티브 신드롬은 사회가 고령화되면서 나타난 현상을 가리키는 말로, 관절질환이나 낙상·골절 등으로 생긴 장애 때문에 타인의 보살핌이 필요한 고령자가 늘었음에도 사람들이 신경 쓰지 않는 현실을 우려해 만들어졌다. 이러한 현상을 일반인에게 널리 알리기 위해 '로코모'라고 줄여 부르게 되었다.

로코모티브 신드롬을 예방하는 방법으로 로코모 트레이닝이 있는데, 고령자의 운동 기능 저하를 예방하는 효과가 있다.

● 눈을 뜬 상태에서 한 발로 서기를 좌우 각 1분씩, 하루 3회 실시
  (190쪽 참조)
● 스쿼트를 5~6회씩, 하루 3회 실시(191쪽 참조)

이 정도만 해도 뼈와 근육이 약한 어르신들께는 큰 도움이 된다. 물론 정기적인 일광욕으로 비타민D를 착실하게 생성하면서 운동까지 실천한다면 낙상이나 골절을 미리 방지할 가능성은 더욱 높아진다.

지금까지 설명했듯이 일광욕을 하면 골다공증이나 골연화증을 예방할 수 있다. 근육병(Myopathy)[23]이라 불리는 근장애 중에서 비타민D결핍이 원인인 '비타민D 근육병' 역시 일광욕으로 개선된다.

고령자의 건강 문제가 심각한 사회문제로 떠오르고 있는 이때에 일광욕으로 토대를 단단하게 다진다면 이러한 고민들도 줄어들 것이다.

---

[23] 근육질환의 총칭이며, 근육의 위축으로 일어나는 근력의 저하가 주요 증상이다.

■ 한 발로 서기

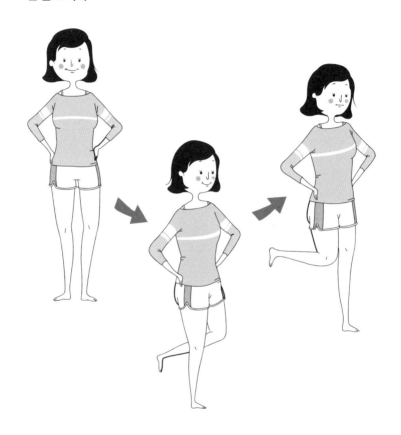

눈을 뜬 상태에서 한 발로 서기를 좌우 각 1분씩,
하루에 3회 실시한다.

■ 스쿼트

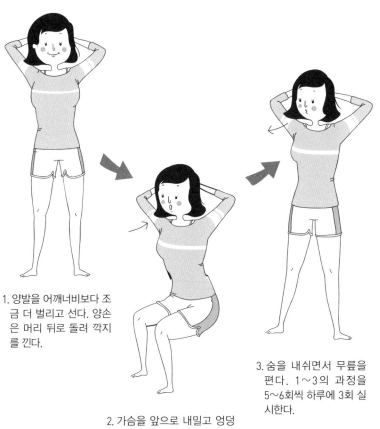

1. 양발을 어깨너비보다 조금 더 벌리고 선다. 양손은 머리 뒤로 돌려 깍지를 낀다.

2. 가슴을 앞으로 내밀고 엉덩이를 뒤로 뺀 자세로 숨을 들이마시면서 무릎을 굽힌다. 단, 무릎이 발끝보다 앞으로 나오지 않아야 한다.

3. 숨을 내쉬면서 무릎을 편다. 1~3의 과정을 5~6회씩 하루에 3회 실시한다.

일광욕으로
자연치유력이
높아진다

    과학이 발달하면서 생소해진 말 중에 '자연치유력'이 있다. 그 이유는 아마도 현대의학으로 자연치유력을 규명할 수 없기 때문이 아닐까 한다. 하지만 실제로 모든 치유 행위는 자연치유력에 의해 성립된다.

    보통 자연치유력이라고 하면 '창상 치유(자기재생 기능)', '면역 응답(자기방어 기능)', '호메오스타시스(homeostasis)'[24]처럼 '날 때부터 갖춰

---

24   생체가 여러 가지 환경 변화에 대응하여 생명현상이 제대로 일어날 수 있도록 일정한 상태를 유지하는 성질 또는 그런 현상

진 능력'이란 의미로 사용된다. 하지만 자연치유력의 본모습은 결코 고정돼 있지 않으며, 생활습관과 스트레스 같은 다양한 요인에 의해 변동하는 것으로 밝혀졌다. 쉽게 말해 시소처럼 항상 오르락내리락한 다는 뜻이다. 그렇다면 언제 올라가고 언제 내려갈까?

이는 인체의 모든 기능이 제대로 작동하느냐 아니냐에 따라 결정된 다. 예를 들어 외상을 입었다고 치자. 이때 신경계의 기능이 정상적으로 작동하면 즉각 '상처가 생겼다'는 신호를 관련 기관에 알려서 신속히 치유 과정을 거친다. 하지만 어느 한 기관에 문제가 있어 제대로 연계가 이루어지지 않으면 치유는커녕 상처가 더 커질 수도 있다. 실제로 비슷한 상처가 났을 때 치유에 이르기까지의 과정은 동일하더라도 다 나을 때까지 거치는 경과가 항상 같지만은 않다. 이것이 바로 자연치유력이 항상 변화한다는 증거다. 더 큰 현상을 예로 들면, 세포가 발암유전자 세포로 변이했음을 재빨리 진단해서 제거하는 기능이 작동된다면 암은 발병하지 않는다.

살짝 베인 상처에서 암에 이르기까지 자연치유력은 건강을 지키고 질병의 발병을 예방해주는 인체의 능력이다. 그 유명한 히포크라테스는 이렇게 말했다.

"인간은 자신의 몸속에 최고의 명의를 두고 있다."

이때의 '명의'는 자연치유력을 의미한다. 히포크라테스는 '내 일은 그 명의를 불러내는 것'이라고 이어 말했다. 자연치유력이 높지 않은 상태에서는 의사가 갖은 수를 다 써도 병은 쉽게 낫지 않는다.

그리고 히포크라테스가 명의를 불러내기 위해 추천한 방법이 바로 일광욕이다. 일광욕을 지속하면 몸은 지금까지 사용하지 않았던 기능과 잊고 있었던 기능까지 회복시킨다. 이는 곧 자연치유력의 상승을 의미한다.

편의점에서도 약을 살 수 있게 된 시대에 약이나 병원에 의지하지 않고 자연치유력만으로 병을 치유하려는 사람은 매우 적겠지만, 평소에 건강을 의식해서 일광욕만이라도 적극적으로 실천한다면 내 몸이 지닌 치유 능력을 최대한으로 끌어낼 수 있을 것이다.

감기는
면역력으로 낫는다!

감기에 걸렸다고 느껴지면 사람들은 대부분 감기약을 먹고 낫기를 기다린다. 감기약에 대해 오해하는 사람이 많은데, 감기약은 감기를 낫게 하는 약이 아니라는 사실을 알고 있는가?

애초에 감기바이러스를 없애는 약은 존재하지 않았다. 일반적인 감기약은 어디까지나 감기 때문에 생기는 여러 증상들을 경감시키는 역할을 하는 대증요법에 지나지 않는다.

하지만 어느 틈엔가 감기는 나아 있다. 이것은 약의 힘으로 나은 것이 아니라, 자신의 면역이 감기바이러스를 제거해 나은 것이다. 아마 감기약을 먹지 않았어도 나았을 것이다. 약의 부작용을 생각하면 감기약을 안 먹는 것이 옳은 선택인지도 모른다.

평소에 일광욕으로 면역력을 높이고 안정을 취하다 보면 감기바이러스 정도는 자력으로 퇴치할 수 있다. 또 면역력이 더 강해지면 감기에 잘 안 걸리는 몸이 된다.

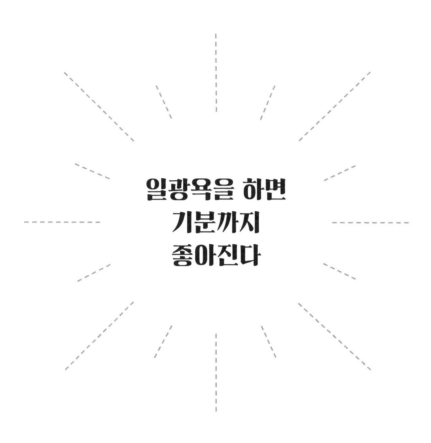

일광욕을 하면
기분까지
좋아진다

햇빛을 쬐면 스트레스가 줄어든다는 사실을 이미 여러 차례 설명했는데, 스트레스야말로 면역력을 억제하는 주범이다.

현대사회 자체가 면역력의 적이다. 나 같은 옛날 사람의 눈에는 요즘 젊은이들이 정말 안타깝다. 지금 세상에는 스트레스의 근원이 넘쳐나기 때문이다. 게다가 세상의 구조 자체가 너무 복잡하다. 옛날에는 이 정도로 복잡하거나 까다롭지 않아서 그만큼 농밀한 인간관계를 구축할 수 있었다. 서로 돕고 살아간다는 정신도 남아 있었던 때라 혼자서 우울하게 고민하는 일도 적었다.

'병은 마음에서 온다'라는 말이 있다. 예부터 전해내려온 말인데, 의학계에서는 이를 인정하지 않았었다. 내가 아직 젊었을 무렵, 어떤 학회에서 '음악요법'에 관한 이야기가 나왔다. 음악을 듣거나 연주를 해서 심신의 건강을 회복시키는 요법인데, 지금이야 유효성이 인정되었지만 그때는 '그런 게 효과가 있을 리 있나'라며 코웃음을 쳤었다. 그러니 '병은 마음에서 온다'는 주장 역시 말도 안 된다고 치부했던 것이다.

하지만 지금은 '암도 마음에서 온다'라고 말하고 있다. 암세포를 공격해 사멸시킨다고 알려진 NK세포가 강한 스트레스에 노출되면 체내 순환이 어려워진다. 그래서 스트레스를 지속적으로 받으면 결과적으로 암을 발병시키는 것이나 다름없다는 것이다. 뒤집어 말하면 건강한 정신 상태를 유지하면 암에 걸리지 않을 수도 있다는 뜻이니, '암도 마음에서 오는 것'이 맞다.

일광욕을 하면 기분이 상쾌해진다. 특히 따뜻한 봄볕을 받으며 공원의 잔디 위에서 느긋하게 쉬고 있으면 기분이 좋아진다. 그렇게 기분을 전환하면 기분만으로 끝나지 않고 건강에도 큰 도움이 된다.

이러한 효과는 재활훈련 현장에서도 볼 수 있다. 아무리 컨디션이 좋아도 본인이 꼭 낫겠다는 마음이 없으면 재활은 전혀 진전되지 않으며 좋아질 것도 좋아지지 않는다. 사소한 기분의 변화로 재활훈련의 진척 상황이 완전히 뒤바뀌기도 한다.

일광욕을 하고 심호흡을 해서 기분을 전환하자. 일광욕을 하면 재활훈련에서 가장 중요한 '삶의 희망'이 솟아난다. 일광욕이 무리라면 하다못해 바깥의 신선한 공기를 쐬는 '외기욕(外氣浴)'만 해도 기분은 꽤 좋아진다. 정말 간단한 방법이지만 이 역시 내면에서부터 몸과 마음을 강하게 만드는 건강법의 하나다.

자연의 은혜로
살아가고 있음을
잊지 말자

　문명의 진보로 인간의 생활은 편리해졌지만 한편으로는 건강을 해치는 요소도 많이 생겨났다. 그 모두가 자업자득이다.

　언제부터인가 인간은 자신이 지구상의 모든 사물을 변화시킬 수 있다는 착각에 빠져버렸다. 인간 역시 지구에 생식하는 생물의 하나로서 주어진 환경에 적응해서 '살아가도록 허락받은' 처지인데도 말이다. 실제로 자연을 인간의 의도에 맞춰서 변화시키는 일은 불가능한데, 우리는 편리함만을 추구하면서 인위적으로 자연을 변화시켜왔다.

최근 빈번히 발생하는 이상기후는 인간이 파괴한 자연의 반격이란 생각밖에 들지 않는다. 인간은 모든 것을 변화시킬 수 있다고 믿지만 게릴라성 호우 하나 제대로 막지 못한다. 참으로 어리석은 자만심이다.

'일광욕을 한다'는 말은 '태양과 마주한다'는 의미이기도 하다. 두꺼운 구름이 태양을 가리고 있으면 인간의 힘으로는 걷어내지 못한다. 어디까지나 인간은 위대한 자연의 지혜에게 '햇빛을 쬐어도 된다'고 허락받은 입장일 뿐이다.

햇빛의 샤워를 받으며 교만하기 이를 데 없는 '문명인'의 부질없는 자신감을 씻어낸다면 자신이 건강하게 살기 위해서 정말로 필요한 것이 무엇인지 보일 것이다. 이 또한 인공조명에는 없는 '효능'이다.

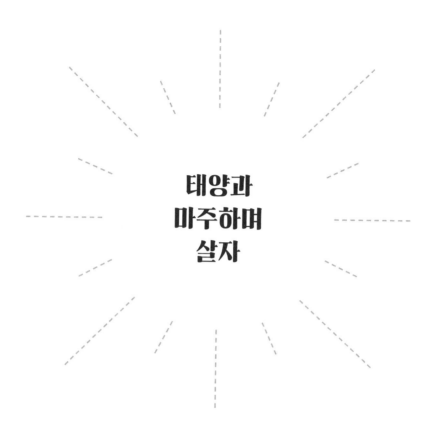

태양과
마주하며
살자

　일광욕에 관해서만 쓰다 보니 마치 현대의학을 부정하는 양 비치는데, 절대 그렇지 않다. 수술을 하지 않으면 낫지 않는 병도 있고, 약을 지속적으로 먹어야 하는 경우도 있다. 의학의 발전 덕분에 인간은 수명 연장이라는 커다란 이익을 손에 넣기도 했다.

　나 역시 과거에는 현대의학의 최전선에서 열심히 일했다. 20대에는 대학병원에서 일본 최초로 골수 이식수술도 진행했다. 세계에서 네 번째인 수술이라 외국어로 된 자료밖에 없었지만 필사적으로 공부했고, 난치병이라 일컫는 재생불량성 빈혈 환자를 어떻게든 치료해보겠다고 수술을 감행했었다. 운 좋게도 이식에 적합하다는 쌍둥이 형제를 둔 환자라서 수술은 성공리에 마쳤다. 수술 뒤에는 극적으로 증상이 개선되었다. 이 일을 계기로 그 뒤에도 수십 차례나 되는 골수 이식수술을 집도했었다.

하지만 마음 한 켠에서는 '이대로 괜찮을까?'라는 의문이 떠나지 않았다. 예를 들면, 장기 이식 덕분에 예전에는 구하지 못했던 생명을 살릴 수 있게 된 것은 기쁜 일이었지만, 한편으로는 심장 이식을 받으려면 누군가가 뇌사하기만을 기다려야 한다는 현실이 엄연히 존재한다. 간접적이기는 하지만 남의 죽음을 비는 격이니 일말의 위화감을 느낄 수밖에 없었다.

게다가 큰돈이 드는 수술이다 보니 당연히 돈 많은 사람들이 우선시되었다. 종종 안타까운 사연의 주인공을 위해 성금을 모아서 외국에서 수술을 시킨다는 뉴스가 미담으로 전해진다. 많은 사람들의 호의로 모인 성금인 까닭에 수술을 받는 사람도 필사적으로 살려고 노력하게 되니 그 행위의 선함을 부정할 수는 없다. 그러나 그 이면을 들여다보면 줄곧 차례를 기다려온 현지의 가난한 환자들을 제치고 수술을 받는 것이다. 어쩔 수 없는 일이라고는 하나 여전히 마음에 거리낌이 남았다.

차라리 인류는 지금의 자리에서 100년 정도 진화를 멈추면 좋겠다.

의학도 과학도 이제 충분히 발달했다. 미래에는 무엇이 기다리고 있을까? 이대로 앞으로 나가는 것이 과연 인류에게 행복한 일일까? 그 답은 실제로 가보지 않으면 모른다.

다만 문명의 지나친 발달로 셀 수 없을 만큼 많은 현대병이 생겼고, 문명을 등지는 생활을 하면 그와 같은 질병에서 자유로워질 수 없다는 것은 엄연한 사실이다. 다행히도 인류를 낳은 태양은 여전히 눈부시게 빛나며 우리의 머리 위에서 군림하고 있다. 원시의 생활로 돌아갈 수만 있다면 아직껏 드러나지 않은 인간의 진정한 능력을 끌어낼 수 있을지도 모른다.

약을 먹으면 대부분의 질병이 낫는다고 믿겠지만 실제로는 증상만 억제될 뿐 근본적인 치료는 안 되는 경우가 대부분이다. 약도 없고 질병의 원인도 몰랐던 시대에 인류는 햇빛을 쬐어 건강을 되찾았다. 이제 다시 마음만이라도 원시로 돌아가 태양과 마주하면 어떨까?

일광욕은 현대인에게 가장 필요한 건강법

태곳적부터 건강법으로 이용되어온 햇빛.

몸에 좋은 줄 알면서도 자외선에 대한 편견 때문에 햇빛을 피하는 현대인들.

그러나 일광욕은 가장 오래된, 동시에 현대인에게 가장 필요한 건강법이다.

이 책을 마지막까지 읽었다면 아마도 자외선에 대한 편견은 이미 지워졌으리라 믿는다. 어려운 전문용어로 설명하고 각종 데이터를 제시하는 것이 더 설득력이 있겠지만, 어쨌거나 자외선은 두려운 대상이 아니며 일광욕하는 습관을 들이면 오히려 건강이 좋아진다고 알릴 목적으로 쓴 책이라서 되도록 알기 쉬운 단어를 사용하고 누구나 쉽게 읽게 하려고 노력했다.

'시작하는 글'에서 햇빛을 차단한 유치원 이야기를 했는데, 사실 일본의 노인요양원에서도 같은 움직임이 일고 있다고 한다. 참으로 이해하기 어려운 현실이다. 어린이와 노인이야말로 햇빛을 듬뿍 쬐어야 하는 사람들이기 때문이다.

다만 그들을 위해 일광욕을 도입하기 위해서는 가족의 협력이 필수다. 휠체어 없이 외출이 불가능한 노인에게는 외출을 도와주는 가족의 지원이 필요하고, 영유아는 어머니의 도움 없이는 일광욕을 할 수 없다. 갓난아이에게 생선회를 대량으로 먹여서 비타민D를 보충하는 일 따위가 가능할 리 없다. 진실로 일광욕만이 유일한 수단이다.

이 책을 계기로 다시 자연과 공생하면서 건강을 유지하는 삶에 관해 많은 이들이 고민하고, 가능하면 온 가족이 돌려가며 책을 읽고 의견을 나눔으로써 그 같은 삶의 방식이 자식과 손자 세대에까지 전해지면 좋겠다.

햇빛은 모든 인간에게 무상으로 주어진 권리이다. 부디 착실하게 권리를 행사해서 건강을 가꿔나가길 바란다.

옮긴이 _ 성백희

이화여자대학교 중어중문학과를 졸업했다.

캠퍼스 시절, 한자 사전을 뒤져가며 중국소설도 읽었지만 항상 다른 나라의 언어에 대한 갈증이 있었다. 단순한 호기심으로 배운 일본어와의 인연이 어느새 생활의 중심이 되었다. 국내에 소개되지 않은 새로운 책을 펼칠 때의 기대감과 국내 최초의 독자라는 설렘이 좋아 번역의 길로 들어섰다. 서점 주인이 되고자 한 어릴 적 꿈은 포기했지만, 평생 책이 나란 인간의 일부로 존재했으면 한다. 앞으로도 훌륭한 저자의 좋은 글을 번역해 많은 독자와 소통하고 더 나은 '우리'를 꿈꾸고자 한다.

주요 역서로《내 몸 안의 질병 원리 병리학》,《생강의 힘》,《나답게 살면서 행복해지기》,《숫자 세일즈》,《좋은 기획서 나쁜 기획서》등이 있다.

햇빛을 쬐면 의사가 필요없다

개정판 1쇄 인쇄 | 2022년 8월 10일
개정판 1쇄 발행 | 2022년 8월 17일

지은이 | 우쓰노미야 미쓰아키
옮긴이 | 성백희
펴낸이 | 강효림

편 집 | 곽도경
디자인 | 채지연
마케팅 | 김용우

용지 | 한서지업(주)
인쇄 | 한영문화사

펴낸곳 | 도서출판 전나무숲 檜林
출판등록 | 1994년 7월 15일·제10-1008호
주소 | 03961 서울시 마포구 방울내로 75, 2층
전화 | 02-322-7128
팩스 | 02-325-0944
홈페이지 | www.firforest.co.kr
이메일 | forest@firforest.co.kr

ISBN | 979-11-88544-87-5 (13510)

※ 이 책은 《하루 10분 일광욕 습관》 개정판입니다.
※ 책값은 뒷표지에 있습니다.
※ 이 책에 실린 글과 사진의 무단 전재와 무단 복제를 금합니다.
※ 잘못된 책은 구입하신 서점에서 바꿔드립니다.

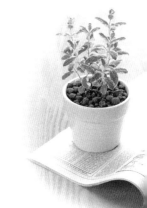

전나무숲 건강편지를
매일 아침, e-mail로 만나세요!

전나무숲 건강편지는 매일 아침 유익한 건강 정보를 담아 회원들의 이메일로
배달됩니다. 매일 아침 30초 투자로 하루의 건강 비타민을 톡톡히 챙기세요.
도서출판 전나무숲의 네이버 블로그에는 전나무숲 건강편지 전편이 차곡차곡
정리되어 있어 언제든 필요한 내용을 찾아볼 수 있습니다.

http://blog.naver.com/firforest

 '전나무숲 건강편지'를 메일로 받는 방법 forest@firforest.co.kr로 이름과 이메일 주소를
보내주세요. 다음 날부터 매일 아침 건강편지가 배달됩니다.

유익한 건강 정보,
이젠 쉽고 재미있게 읽으세요!

도서출판 전나무숲의 티스토리에서는 스토리텔링 방식으로 건강 정보를
제공합니다. 누구나 쉽고 재미있게 읽을 수 있도록 구성해, 읽다 보면 자연스럽게
소중한 건강 정보를 얻을 수 있습니다.

http://firforest.tistory.com